U0321184

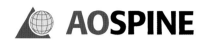

AOSPINE大师丛书

转移性脊柱肿瘤

丛书主编 [巴西] 路易斯·罗伯托·维埃勒
主　编 [美] 兹亚·L.高卡斯兰
　　　　[加拿大] 查尔斯·G.费舍尔
　　　　[意] 斯特凡诺·波利安尼
主　译 刘忠军　姜　亮

山东科学技术出版社

图书在版编目（CIP）数据

转移性脊柱肿瘤 / 〔巴西〕路易斯·罗伯托·维埃勒等主编，刘忠军，姜亮主译 . —济南：山东科学技术出版社，2017.1（2020.8 重印）

ISBN 978-7-5331-8553-4

Ⅰ . ①转… Ⅱ . ①路… ②刘… ③姜… Ⅲ . ①脊柱 – 肿瘤 – 诊疗 Ⅳ . ① R739.42

中国版本图书馆 CIP 数据核字 (2016) 第 249921 号

转移性脊柱肿瘤

ZHUANYIXING JIZHU ZHONGLIU

责任编辑：李志坚

装帧设计：魏　然

———————————————————————————

主管单位：山东出版传媒股份有限公司

出 版 者：山东科学技术出版社

地址：济南市市中区英雄山路 189 号

邮编：250002　电话：（0531）82098088

网址：www.lkj.com.cn

电子邮件：sdkj@sdcbcm.com

发 行 者：山东科学技术出版社

地址：济南市市中区英雄山路 189 号

邮编：250002　电话：（0531）82098071

印 刷 者：山东临沂新华印刷物流集团有限责任公司

地址：山东省临沂市高新技术产业开发区新华路东段

邮编：276017　电话：（0539）2925659

———————————————————————————

规格：16 开（184mm×260mm）

印张：8.5　字数：170 千

版次：2017 年 1 月第 1 版　　2020 年 8 月第 2 次印刷

定价：98.00 元

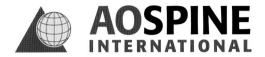

AOSpine 大师丛书

丛书主编　Luiz Roberto Vialle, MD, PhD

丛书主编

Luiz Roberto Vialle, MD, PhD
Professor of Orthopedics, School of Medicine
Catholic University of Parana State
Spine Unit
Curitiba, Brazil

主编

Ziya L. Gokaslan, MD, FACS
Donlin M. Long Professor
Professor of Neurosurgery, Oncology, and
  Orthopaedic Surgery
Director, Neurosurgical Spine Program
Vice Chair, Department of Neurosurgery
Johns Hopkins University School of Medicine
Baltimore, Maryland

Charles G. Fisher, MD, MHSc, FRCSC
Professor and Head
Division of Spine Surgery
Department of Orthopaedic Surgery
University of British Columbia
Vancouver, British Columbia

Stefano Boriani, MD
Unit of Oncologic and Degenerative Spine
  Surgery
Rizzoli Orthopedic Institute
Bologna, Italy

编者

Mark H. Bilsky, MD
Department of Neurosurgery
Memorial Sloan-Kettering Cancer Center
New York, New York

Stefano Boriani, MD
Unit of Oncologic and Degenerative Spine
  Surgery
Rizzoli Orthopedic Institute
Bologna, Italy

Eric C. Bourekas, MD
Associate Professor, Radiology, Neurology,
  and Neurological Surgery
Chief of Neurosurgery, Department of Radiology
Wexner Medical Center
Ohio State University
Columbus, Ohio

Eric L. Chang, MD
Professor and Chair
Department of Radiation Oncology
Keck School of Medicine of University of
    Southern California
University of Southern California Norris
    Comprehensive Center
LAC+USC Medical Center
Keck Hospital
Los Angeles, California

Dean Chou, MD
Associate Professor
Department of Neurosurgery
Spine Center
University of California-San Francisco
San Francisco, California

Michelle J. Clarke, MD
Assistant Professor
Department of Neurosurgery
Mayo Clinic
Rochester, Minnesota

Michael S. Dirks, MD
Neurosurgery Resident
Walter Reed Army Medical Center
Washington, DC

Charles G. Fisher, MD, MHSc, FRCSC
Professor and Head
Division of Spine Surgery
Department of Orthopaedic Surgery
University of British Columbia
Vancouver, British Columbia

Daryl R. Fourney, MD, FRCSC, FACS
Assistant Professor
Division of Neurosurgery
Royal University Hospital
University of Saskatchewan
Saskatoon, Saskatchewan

Ziya L. Gokaslan, MD, FACS
Donlin M. Long Professor
Professor of Neurosurgery, Oncology, and
    Orthopaedic Surgery
Director, Neurosurgical Spine Program
Vice Chair, Department of Neurosurgery
Johns Hopkins University School of Medicine
Baltimore, Maryland

Ilya Laufer, MD
Department of Neurosurgery
Memorial Sloan-Kettering Cancer Center
Department of Neurological Surgery
Weill Cornell Medical College
New York, New York

Yan Michael Li, MD, PhD
Neurosurgical Fellow and Staff
M.D. Anderson Cancer Center
Houston, Texas

Ioan Adrian Lina, MD
Medical Student
University of Maryland School of Medicine
Department of Neurosurgery
Johns Hopkins University School of Medicine
Baltimore, Maryland

Simon S. Lo, MD
Associate Professor
Department of Radiation Oncology
University Hospitals Seidman Cancer Center
Case Comprehensive Cancer Center
Cleveland, Ohio

Ehud Mendel, MD, FACS
Tina Skestos Endowed Chair
Professor, Neurosurgery, Oncology, Orthopedics,
    and Integrated Spine Fellowship Program
Vice Chair, Neurosurgery Clinical Affairs
Wexner Medical Center
James Cancer Center
Ohio State University
Columbus, Ohio

Paul Porensky, MD
Neurosurgical Resident
Wexner Medical Center
Ohio State University
Department of Neurological Surgery
Columbus, Ohio

Laurence D. Rhines, MD
Professor
Department of Neurosurgery
Division of Surgery
University of Texas
M.D. Anderson Cancer Center
Houston, Texas

Arjun Sahgal, MD
Associate Professor
University of Toronto
Department of Radiation Oncology
Sunnybrook Health Sciences Centre and the
　　Princess Margaret Cancer Centre
Toronto, Ontario

Rajiv Saigal, MD, PhD
Department of Neurological Surgery
University of California-San Francisco
San Francisco, California

Meic H. Schmidt, MD, MBA, FAANS, FACS
Professor of Neurosurgery and Vice Chair for
　　Clinical Affairs
Ronald I. Apfelbaum Endowed Chair in Spine
　　and Neurosurgery
Director, Spinal Oncology Service, Huntsman
　　Cancer Institute
Director, Neurosurgery Spine Fellowship
Clinical Neurosciences Center
University of Utah
Salt Lake City, Utah

Daniel M. Sciubba, MD
Associate Professor of Neurosurgery, Oncology
　　& Orthopaedic Surgery
Johns Hopkins University
Baltimore, Maryland

Claudio E. Tatsui, MD
Assistant Professor
Department of Neurosurgery
Division of Surgery
University of Texas
M.D. Anderson Cancer Center
Houston, Texas

Jeffrey C. Wang, MD
Chairman, AOSpine International
Chief, Orthopaedic Spine Service
Co-Director USC Spine Center
Professor of Orthopaedic Surgery and Neur-
　　osurgery
USC Spine Center
Los Angeles, California

Jean-Paul Wolinsky, MD
Associate Professor
Neurosurgery and Oncology
Department of Neurosurgery
Johns Hopkins University
Baltimore, Maryland

Patricia L. Zadnik, BA
Spinal Oncology Research Fellow
Sciubba Lab
Johns Hopkins Medicine
Baltimore, Maryland

主译

刘忠军　姜　亮

译者（按姓名笔画排序）

于　淼　王永强　王俊杰　王　臻　韦　峰

刘晓光　李　彦　李　靖　孟　娜　祝　斌

前　言

在大量的脊柱专业出版物、期刊、教科书中，形式新颖并着眼于当代热门话题的读物总会让人耳目一新。"AOSpine 大师丛书"及其以脊柱转移性肿瘤为主题的第一卷，聚集了全世界脊柱外科专家的智慧，组织编写该书是脊柱专业教育的一项开拓性的创新。

我要祝贺"AOSpine 大师丛书"及其第一卷的所有编辑和作者，正是他们开创性的设想，才创造了汇聚涉及本领域广泛知识和顶级专家智慧的该系列丛书。"AOSpine 大师丛书"重点讨论前沿热门话题，受众不局限于 AOSpine 会员，还包含全球范围内的脊柱专业医疗从业者。不同于一般的杂志和传统教科书，本丛书为全球专家对同一话题抒发观点和分享经验提供平台。希望本系列丛书能有助于促进正在动态演进中的脊柱相关的循证医学方法模型的建立。本套丛书不仅内容前沿，信息的呈现形式也是革命性的。在编写过程中，作者综合现有的最佳临床证据及专家共识，为患者的治疗提供最合理的建议。目前，还没有其他任何一本脊柱外科教材做到将上述信息整合并以这种形式表现出来。书中介绍了疾病治疗的基础、临床要点以及如何避免相关的并发症，并提供了最新的重要文献著作参考。我尤其为在培训中的年轻脊柱外科医生、住院医生和专科培训医生感到兴奋，因为这本教材能帮助他们以一种崭新的方式学习脊柱外科，使他们能借助本书更好地了解脊柱外科最准确的知识和最主流的观点。

本书的作者都是在各自领域内知识渊博的世界级知名专家。我要再次祝贺本书编辑们，他们开创性的设想通过汇集如此众多的专家以一种新颖的表达形式完美实现了。本书的全部章节汇集在一起，共同构成了对特定疾病诊疗的全面学习材料。整个丛书更是前所未有地由一系列针对不同疾病的真正的大师级水平的著作组成。我非常欣赏"AOSpine 大师丛书"，并热切期待下一册的诞生。

Jeffrey C. Wang. MD
Chairman, AOSpine International
Chief, Orthopaedic Spine Service
Co-Director USC Spine Center
Professor of Orthopaedic Surgery and Neurosurgery
USC Spine Center
Los Angeles, California

丛书序

脊柱医疗的进展日新月异。在脊柱病变的处理方面，需要尽快整合现有的最佳循证医学证据和专家观点，这对当代脊柱医疗专业人士是一个挑战。"AOSpine 大师丛书"正是做了这种尝试——该系列中每一卷都展示了针对一种疾患的专家观点（入路、诊断、临床要点和难点），并介绍了目前最有价值的研究成果。

为了给更多的读者带来大师级的教程和学术会议的精华，AOSpine 邀请了全球知名的脊柱外科领域领军者来编写这套"大师丛书"，以便分享他们经验和观点，并提供相关的文献。每本书的内容都关注当今最引人注目的话题，有时也是有争议的话题。

这套"AOSpine 大师丛书"格式独特而高效，使读者快速聚焦于与主题紧密相关的核心信息，同时也鼓励读者进一步查阅推荐的文献。

通过这些方法，AOSpine 正在推动全球的脊柱医学事业的发展。

Luiz Roberto Vialle, MD, PhD

序

循证脊柱外科学的理念要求脊柱外科医生必须树立以患者为中心的观念，秉承人道主义精神，结合临床经验，以严谨、批判的态度来评价科学文献。对脊柱外科医生及其他医务人员来说，脊柱转移肿瘤患者是一个非常特别的患者群：这些患者生命将逝，剩余的生命的质量因而变得非常宝贵，同时其决定因素也常因人而异。在患者治疗过程中，共同决策是至关重要的，然而这些决定也常常是令人痛苦的，需要医生应尽力做到最好，同时又要避免出现过度医疗。本书涵盖了从姑息性的临终关怀到外科大手术等各方面，旨在指导临床工作者合理决策，并为脊柱转移瘤患者提供合适的医疗服务。

对脊柱转移肿瘤的患者而言，技术的进步以及关于神经功能恢复、成本效益评估、稳定性、健康相关生活质量（HRQOL）等方面的高质量文献等，均强调了手术在整个治疗当中的重要性；但如何选择最合适的治疗目前仍然充满挑战。同样，在肿瘤治疗领域，立体定向放射治疗等新技术的出现，打破了以往的治疗模式：过去认为对放疗不敏感的肿瘤现在变成对放疗敏感，这样就能避免高风险的手术操作；新的分子靶向药物可延长患者寿命，这也改变了传统的脊柱转移肿瘤患者的治疗决策参考条件，特别是对肺癌和肾癌患者而言。本书的主要目标之一即帮助读者从制定临床决策的角度理解这些新的概念和技术。

本书每一章都由脊柱肿瘤学方面的权威专家研究整理并撰写，内容包括评估和决策的原则，以及一系列非手术和手术治疗的选择，同时密切关注最新进展，特别是近十年的成果。三位特邀编辑逐一审阅每章以保证全文的一致性，同时对重要文献和专家观点进行必要的整合。此外，编者还有意识地强化了多学科评阅和参与的必要性。除脊柱外科医生以外，本书的作者还包括肿瘤内科医生、放疗科医生、介入科医生，就像在脊柱转移肿瘤患者的诊疗过程中需要多学科合作一样。每一章节都请多名专家共同编写，以保证最终的内容尽可能全面且合理平衡。

当前，脊柱转移肿瘤患者的治疗模式正在发生切实的转变。成功的治疗必须能达到缓解痛苦、保留或恢复神经功能和脊柱稳定性的效果。此外，随着患者寿命的不断延长，局部疾病控制变得越来越重要。对于这一脆弱的患者群体，终极治疗目标是在控制不良事件发生的同时尽量提高其健康相关生活质量（HRQOL）。我们希望随着治疗手段的飞速发展，这本综合了权威文献、专家临床经验和患者自身选择偏好的参考资料能有助于上述目标的达成。

Charles G. Fisher, MD, MHSc, FRCSC

Stefano Boriani, MD

Ziya L. Gokaslan, MD, FACS

中译序

　　脊柱肿瘤的外科治疗具有其特殊性：一方面，脊柱肿瘤属于脊柱外科的一部分；另一方面，它与整个骨肿瘤外科又有密不可分的关联。如果仅以脊柱外科或仅以骨肿瘤的现有理论和方法来指导脊柱肿瘤的治疗，恐都显不足，甚至会导致偏差。正因如此，脊柱肿瘤的治疗理念和相关治疗技术多年来一直是学者们讨论和争论的焦点。令人略感宽慰的是，经过国内外脊柱肿瘤领域专家们的不懈探索和实践，脊柱肿瘤外科治疗技术已经有了长足进步，治疗理念和方法上达成了某些共识，从而使脊柱肿瘤的进一步研究和治疗具有了一定基础。

　　从近年来脊柱肿瘤外科发展的过程来看，临床实践经验的相互交流，尤其对一些大师级专家治疗经验的借鉴，对于治疗水平的提高和治疗效果的改善具有举足轻重的作用。AOSpine 中国理事会组织翻译这本脊柱肿瘤专著，正是为了传播脊柱肿瘤外科治疗的最新理念和技术，以促进国内脊柱肿瘤外科的更好发展。本书由若干位在国际脊柱肿瘤外科领域的知名专家撰写而成，内容丰富而深入，既有大量可供学习或借鉴的临床实践经验与相关技术，也有建立在这些经验和技术基础之上的理念和思考。相信对于国内脊柱肿瘤外科医生来说，它会是一部不可多得的参考著作。

　　脊柱肿瘤外科仍然处于不断探索、不断认知和不断完善的过程中，医学相关领域，如肿瘤药物治疗、放射治疗及基因治疗等领域日新月异的变化，也正在深刻影响着脊柱肿瘤外科的发展趋势和治疗取向。鉴于上述因素，本书作者的有些治疗观念和治疗方法恐怕难免会带有一定局限性和时限性。经过多年来的不断探寻和思索，在世界范围内，越来越多的脊柱肿瘤外科同行已经认识到循证医学研究的重要性。不难预期，随着广大同行在脊柱肿瘤外科领域的进一步努力和经验积累，随着较大规模多中心联合研究的步步深入，脊柱肿瘤治疗的规范化程度和治疗水平必将获得更显著的提高。

刘忠军

北京大学第三医院骨科

目　录

1

脊柱转移瘤的评价与治疗策略选择

原著　Yan Michael Li, Michael S. Dirks, Claudio E. Tatsui, Laurence D. Rhines
翻译　许南方　刘忠军

▓ 引言

在美国，每年新确诊的恶性肿瘤超过 160 万例[1]。约一半的患者最终会死于恶性肿瘤，死因常常是肿瘤全身转移引起的并发症。骨是继肺和肝脏[2]之后，恶性肿瘤最常转移的第三大部位，脊柱又是所有恶性肿瘤骨转移中最常发生的部位。尸体解剖研究显示，多达 30%~70% 的恶性肿瘤患者存在脊柱转移[3]。据估计，10%~20% 的恶性肿瘤患者会出现有症状的继发转移[3, 4]。40~65 岁人群恶性肿瘤脊柱转移发病率最高，同时这个年龄段也是恶性肿瘤发生风险最高的；5%~10% 的恶性肿瘤患者会出现脊髓压迫[3]。近 50% 的恶性肿瘤脊柱转移需要治疗，5%~10% 需要手术治疗[5]。此外，随着原发癌存活率的逐步提高，肿瘤的脊柱转移发生率也可能会升高。

成人中常见脊柱转移肿瘤有：乳腺癌、肺癌、前列腺癌、肾癌、黑色素瘤、甲状腺癌、结直肠癌及血液系统恶性肿瘤[6~9]。在所有肿瘤中，多发性骨髓瘤最容易发生脊柱转移。儿童脊柱肿瘤常为不同种类的神经母细胞瘤和肉瘤[7]。

肿瘤可以通过多种途径扩散至脊柱，包括血源性转移、直接蔓延侵袭以及随脑脊液播散。胸椎是最常发生转移的部位（70%），随后是腰椎（20%）、颈椎和骶椎。在 80% 的病例中转移瘤侵犯椎体，20% 的病例累及脊柱后方结构。多数恶性肿瘤脊柱转移是溶骨性病变（95%），成骨性病变主要见于乳腺癌和前列腺癌转移。有时，一位患者可同时出现成骨性和溶骨性转移。几乎所有的转移肿瘤都不会侵犯硬脊膜（即肿瘤均位于硬脊膜外），但某些肉瘤和经放射治疗（放疗）后复发的转移瘤可能会突破硬脊膜屏障。

随着化学药物治疗和激素治疗的进展、新型靶向治疗药物的出现，肿瘤科医生有了更多可以选择的治疗方案，患者的存活时间也逐年延长。放射治疗技术也不断进步。脊柱立体定向放射治疗和调强放射治疗（intensity modulated radiation therapy, IMRT）技术的出现，使脊柱肿瘤的大剂量适形放疗成为可能，该技术部分消除了放疗敏感和不敏感的肿瘤组织学特性造成的治疗上的差别。最后，手术技术的进步使外科医生处理脊柱肿瘤更加有效。脊柱手术可以纠正力学上的不稳定，减轻神经压迫并缓解

1

疼痛[9, 10]。目前，越来越多的医生主张通过脊柱微创手术达到以上效果，手术创伤更小，患者术后恢复更快[11, 12]。

目前，恶性肿瘤脊柱转移患者可选择的治疗方式越来越多，形式也越来越复杂，因此在制订治疗决策时有必要从多学科角度对这些病情复杂的患者进行全面评估。决定手术治疗前必须综合考虑以下 4 个关键方面：一般健康状况，临床表现，肿瘤分期和手术方案的可行性。本章余下的部分会详细介绍如何进行上述评估。外科医生不应把病情评估当成一个机械性的程序或流程，而应在充分考虑这四个重要因素的基础上，为恶性肿瘤脊柱转移患者制订治疗方案或确定手术在治疗中的地位。

一般健康状况

在治疗转移性脊柱疾病患者时，首先需要考虑的是他们的整体健康状况。许多恶性肿瘤患者在术前都有化疗、放疗或糖皮质激素类药物治疗史，这些治疗或疾病本身可能会使患者处在营养不良状态。由此，患者对外科手术的耐受能力可能会受到影响。

在决定是否需要手术时，需要考虑患者的整体健康情况、营养状况以及内科合并症情况[10]。研究发现以下个人因素会影响手术效果：高龄、肥胖、营养不良、糖尿病、骨密度低、长期使用糖皮质激素和骨髓抑制[13]。术前评估时，还应充分考虑恶性肿瘤患者接受化疗或放疗后可能出现的血液系统异常，如白细胞减少、血小板减少或凝血障碍。

一般而言，为了使患者能够耐受手术并长久受益，手术范围越大，对患者一般状况的要求也越高。除了在决定是否进行手术治疗时需要考虑患者的一般状况外，患者的一般状况也会影响手术方式的选择。非手术治疗（常规放疗、立体定向放疗或微创手术，如经皮椎体强化术）适用于病情危重以及预期生存期短暂的患者。

临床表现

在转移性脊柱疾病的治疗中，第二个需要关注的重要因素是患者的临床表现。恶性肿瘤脊柱转移患者通常会出现神经症状、疼痛或机械性不稳定的表现。临床表现的性质和严重程度对治疗方式的选择有重要影响。

神经功能

神经功能障碍是脊柱转移疾病患者的常见表现。医生须对患者进行细致的神经功能评估，判断患者是否存在感觉运动异常、自主神经功能障碍以及锥体束征。神经功能的评估应集中于对神经损害进行定位，并对脊髓或功能性神经根病变的程度进行临床评估。综合这些临床信息以及影像学评估结果，可以帮助判断硬膜外脊髓压迫（epidural spinal cord compression, ESCC）或神经根压迫的程度。

5%~10% 脊柱转移瘤患者存在转移性硬膜外脊髓压迫（metastatic epidural spinal cord compression, MESCC）。回顾历史，单独用椎板切除减压术治疗 MESCC 的临床效果并非明显优于传统放疗，而前者还常常对脊柱稳定性造成进一步的损害[14, 15]。随着手术技术和脊柱内固定器械的发展，脊柱减压和稳定技术逐渐完善[4]。运用环形减压内固定技术，Patchell 等[10]对 101 例 MESCC 患者进行了前瞻性随机研究，认为对于转移瘤引起的脊髓压迫，早期进行减压内固定手术并配合术后放疗的治疗效果优于单纯放疗。值得一提的是，这项研究并未包括对放疗或化疗高度敏感的肿瘤，如骨髓瘤、淋巴瘤以及小细胞肺癌。研究结果表明，手术组（84%）术后能行走的患者比例显著高于放疗组（57%）（比值比［OR］，6.2；95% 置信区间［CI］，2.0~19.8；P=0.001）。在患者术后能维持行走功能的时间方面，手术组也比放疗组更长，手术组的中位时间是 122 天，放疗组为 13 天（P=0.003）。此外，手术组患者的糖皮质激素和阿片类镇痛药的使用量较放疗组也明显减少。

MESCC 患者出现症状时，脊髓压迫的严重程度因人而异。Patchell 等的研究的入组条件是患者的脊髓形状因压迫而发生改变。脊柱肿瘤研究组织（the Spine Oncology Study Group, SOSG）开发并验证了一个六点分级系统，依据压迫最重的部位的横断面 MRI T2 像对 ESCC 的程度进行分级（图 1.1）[16]。临床上常综合考虑影像学评估结果、神经系统检查及肿瘤组织学检查结果，以协助指导治疗。

对于放疗或化疗高度敏感的肿瘤患者，由于治疗后肿瘤会迅速缩小，即使脊髓压迫程度重，也可能只需要非手术治疗。对于其他实体转移性肿瘤，Patchell 等的研究结果提示，减压内固定术后配合放疗是高级别（2 或 3 级）MESCC 的最佳治疗方案。对于没有严重脊髓病变或功能性神经根病变且 MESCC 级别低（1c 级或以下）的患者，手术并非必需（除非存在严重脊柱结构不稳，见下文）。在这种情况下，可以选择放疗或化疗（包括对放疗不敏感的肿瘤进行立体定向放疗）。神经系统及影像学检查所见肿瘤的性质和严重程度，是影响治疗选择的重要因素[17]。

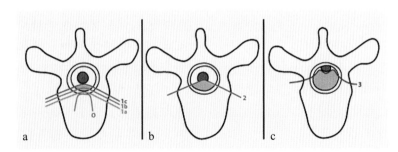

图 1.1　硬膜外脊髓压迫（ESCC）六点分级量表示意图[16]。0 级：肿瘤仅局限于骨。（a）1 级：肿瘤侵犯硬膜外腔但无脊髓变形。进一步分为 3 型：1a 型：侵犯硬脊膜，但硬膜囊无变形；1b：硬膜囊变形，但未触及脊髓；1c：硬膜囊变形且接触脊髓，但脊髓未受压。（b）2 级：脊髓受压但脑脊液（CSF）可见。（c）3 级：脊髓受压且脑脊液不可见。在没有结构不稳的情况下，0、1a 和 1b 级首选放疗。2 和 3 级属于高级别 ESCC［引自 Bilsky MH, Laufer I, Fourney DR, et al. Reliability analysis of the epidural spinal cord compression scale. J Neurosurg Spine 2010;13(3):324–328.］

疼痛

疼痛是转移性脊柱肿瘤引发患者注意的最常见症状。83%~95% 的患者会出现疼痛，一般情况下疼痛的出现先于其他神经系统症状[18]。转移性脊柱肿瘤引起的疼痛分不同类型，疼痛的性质可能会影响治疗的选择。有症状的脊柱转移瘤引起的疼痛分为三种：局限或生物性、神经根性及机械性。

局限性疼痛由骨膜受牵拉、骨内压力升高或肿瘤生长导致的炎症引起[19]。疼痛定位于局部，常为持续性，在夜间和早晨也有疼痛。这种疼痛被描述成患病部位深处的咬蚀样疼痛或钝痛；疼痛并不因活动加重，适当的运动甚至可以减轻症状。抗炎药和糖皮质激素类药物治疗这种疼痛十分有效；放疗能缩小肿瘤范围并减少炎症介质，也可以减轻疼痛。

神经根性疼痛由神经根卡压引起。当脊柱转移肿瘤压迫神经根时会出现疼痛，肿瘤压迫可发生在椎管内、椎间孔内或椎间孔外。神经根性疼痛按皮节区范围分布，性质为锐痛、放射痛或刺痛，常为持续性，改变体位有时可缓解。与局限性疼痛一样，有效减小肿瘤大小的治疗能减轻神经根性疼痛，包括糖皮质类激素药物、化疗和放疗。

机械性疼痛程度非常剧烈并且与活动相关。当患者脊柱负荷增加，如从卧位变为坐位、从坐位变为站立位时，机械性疼痛一般会加重。弯腰会使疼痛加剧，后仰卧位可减轻症状。机械性疼痛往往与椎骨塌陷同时出现，此时受损的椎体无法承受加诸其上的机械负荷。在评估脊柱肿瘤患者时，要注意评估他们在坐位或站立位时的疼痛情况，因为机械性疼痛在卧位并不明显，可能被忽视。在诊断中一定要注意区别机械性疼痛与其他两种性质的疼痛。抗炎药、化疗和放疗虽然能够对肿瘤进行治疗，却无法恢复脊柱的力学完整性，因此不能持续地缓解机械性疼痛，因而不是缓解机械性疼痛的有效治疗。对于伴有机械性疼痛症状的患者，通常需要强化受累的脊柱节段，如使用骨水泥或脊柱内固定。

结构不稳

临床评估的最后一部分是辨别患者是否存在脊柱不稳。SOSG 把肿瘤性脊柱不稳定义为"随着肿瘤的进展而出现的脊柱稳定性的丧失，并由此出现与活动有关的疼痛、有症状或逐渐进展的畸形，和 / 或在生理负荷情况下出现神经损害"[20]。无论肿瘤 ESCC 分级及肿瘤对放化疗敏感性如何，恶性肿瘤脊柱转移如引起结构不稳，都是脊柱内固定手术或经皮椎体强化术的指征。尽管化疗和放疗对局部肿瘤控制是有效的，但它们对脊柱稳定性的贡献微乎其微。因此，明显的肿瘤性脊柱不稳一般需要手术治疗。

评估脊柱不稳需综合临床和影像学两方面信息。为了帮助临床医生做出判断，SOSG 给出了一套脊柱不稳肿瘤评分（Spinal Instability Neoplastic Score，SINS）（表 1.1）[20]，主要考虑 6 个参量：肿瘤侵犯节段，是否出现疼痛及疼痛类型，影像学图像中椎体顺列情况，病变的特性（溶骨性或成骨性），椎体塌陷以及椎体后方结构受累情况。每个参量

表 1.1　脊柱不稳肿瘤评分（SINS）

SINS 参量	描述	得分
受累节段	交界区（枕骨 -C2，C7-T2，T11-L1，L5-S1）	3
	活动椎（C3-C6，L2-L4）	2
	半固定（T3-T10）	1
	固定（S2-S5）	0
疼痛[a]	有	3
	偶尔出现，但非机械性	1
	无	0
病变性质	溶骨性	2
	混合性（溶骨性 / 成骨性）	1
	成骨性	0
影像学椎体顺列	出现半脱位 / 移位	4
	新发畸形（脊柱后凸 / 脊柱侧凸）	2
	顺列正常	0
椎体塌陷	塌陷 >50%	3
	塌陷 <50%	2
	椎体无塌陷，但椎体受累 >50%	1
	无	0
椎体后外侧受累情况[b]	双侧	3
	单侧	1
	无	0

[a] 卧位时疼痛减轻，和 / 或疼痛随着脊柱活动 / 负荷加重

[b] 小关节、椎弓根或肋椎关节骨折或肿瘤占位

引自 Fisher CG, Dipaola CP, Ryken TC, et al. A novel classification system for spinal instability in neoplastic disease: an evidence-based approach and expert consensus from the Spine Oncology Study Group. Spine 2010;35:E1221-E1229.

有相应分数。一般认为，SINS 评分较低（0~6）的转移性脊柱病变是稳定的，不需要手术干预；而 SINS 评分较高（13~18）时则提示脊柱不稳定，可能需要做脊柱稳定手术。SINS 评分（7~12）位于中等水平时，应考虑潜在不稳定可能。SINS 评分的作用并不是给出有针对性的治疗建议，而是作为导向性指示，帮助外科医生和非外科医生发现可能出现椎体塌陷和脊柱畸形的高风险患者。临床上根据 SINS 评分将脊柱稳定情况分为三类：稳定（SINS 0~6），潜在不稳定（7~12）和不稳定（13~18）。该分类的观察者之间（interobserver）及同一观察者的可信度（intraobserver reliability，不同时间）接近完美，对潜在不稳定病变或不稳定病变的敏感性是 95.7%，特异性为 79.5%[13]。

肿瘤学状态

第三个用于评估脊柱转移瘤患者的重要因素是肿瘤学状态。其中，最重要的是识别肿瘤的组织学类型。此外，肿

瘤转移的范围（骨、内脏）和既往治疗情况也会影响脊柱转移瘤的处理。

组织学

确定肿瘤的组织学特征很关键，肿瘤的组织学分类对患者的预后有重要提示作用。事实上，原发肿瘤的组织学分类是预测脊柱转移瘤患者术后生存期最强的单一因子[21, 22]。根据Tomita等[21]的研究，肿瘤组织学可以被分为三组：缓慢生长的肿瘤，包括乳腺癌、前列腺癌、甲状腺癌和类癌；中速生长的肿瘤，包括肾脏和子宫来源的肿瘤；最后一类是快速生长的肿瘤，包括肺癌、肝癌、胃癌、食管癌、胰腺癌、膀胱癌，肉瘤以及来源不明的肿瘤。总的来说，肿瘤组织学类型的侵袭性越强，预后越差。

同时，肿瘤组织学分类是帮助判断脊柱转移瘤对化疗和放疗等非手术治疗反应的重要信息。肿瘤种类不同，则化疗和放疗效果可能有明显区别[23, 24]。化疗一般用于无症状或症状非常轻微的病变，因为化疗需要较长时间才能起效，而有症状的患者可能无法等待那么长时间。当然也有一些众所周知的特例，如血液系统恶性肿瘤或尤文肉瘤，这两类肿瘤对化疗的反应很快。如果患者没有神经损害或脊柱不稳症状，完全可以对于特定的肿瘤选择敏感的全身性治疗。例如，乳腺癌和前列腺癌可能对激素疗法高度敏感[25, 26]。

对于放疗，传统上根据肿瘤对常规放疗（conventional radiation therapy, CRT）的反应来区分该肿瘤对放疗敏感与否[23, 24]。在精确适形技术出现以前，

由于放疗时脊髓处于辐射范围以内，CRT的最高剂量由脊髓对放疗的耐受量决定。因此，如果脊髓耐受量以下的治疗剂量对肿瘤有效，则称该肿瘤对放疗敏感；如果肿瘤对脊髓耐受量以下的治疗剂量没有反应，则称该肿瘤对放疗不敏感。当肿瘤位置非常靠近脊髓时，放疗不可避免地会同时作用于肿瘤和脊髓，因此肿瘤的放疗敏感性将决定此时这种治疗方式是否能有效使用。多数作者认为淋巴瘤、骨髓瘤和精原细胞瘤对放疗高度敏感，即使在脊髓受肿瘤压迫的情况下也可以采用CRT进行治疗。对于实体肿瘤，一般认为乳腺癌、前列腺癌、卵巢癌和神经内分泌癌对放疗敏感，而肾癌、甲状腺癌、肝细胞癌、非小细胞性肺癌、结肠癌、黑色素瘤和肉瘤对放疗不敏感[17]。脊柱立体定向放射治疗（spinal stereotactic radiosurgery, SRS）能够在对脊柱肿瘤进行大剂量适形放疗的同时不损伤脊髓，疗效不依赖肿瘤组织学分类上对传统放疗的敏感性，能很好地控制肿瘤[13, 24, 27]。但当肿瘤位置非常接近脊髓时，一般不使用该技术。

最后，确定肿瘤类型对于明确某些富含血管的肿瘤也很重要。在切除肾细胞癌、甲状腺癌、干细胞瘤、黑色素瘤和巨细胞肿瘤来源的转移瘤时常会大量出血。术前血管栓塞可以非常有效地减少术中出血[28]。如果术前确定肿瘤富含血管，就可使用血管栓塞来减少术中出血。

为了确认脊柱转移瘤的组织类型，有时可能需要进行经皮穿刺活检。当患者有明确的原发肿瘤病史且确认存在转移时，此时出现新的脊柱病变时可以不

进行穿刺活检。但是，如果没有原发肿瘤病史，或虽有原发肿瘤病史但原发肿瘤长期不活跃且无转移，此时应当考虑进行组织活检以明确诊断，并除外新的原发肿瘤转移或原发骨肿瘤引起脊柱病变的可能。尤其对于有化疗或放疗史的患者，发生第二种原发肿瘤可能性更大，应考虑行组织活检明确诊断。

转移范围 / 系统分期

除肿瘤类型外，脊柱外转移是否存在及其范围也会影响治疗决策。内脏或其他骨转移提示生存预期不良，而预计生存期的长短是治疗决策中的参考因素之一[21, 22]。将这三方面综合考虑，是著名的 Tomita 评分系统的理论基础。该评分系统给每个方面分配一定分值，最后得出一个分数，根据得分多少来指导治疗方式选择。其中：恶性程度分级（缓慢生长，1分；中速生长，2分；快速生长，4分）、内脏转移（无转移，0分；可治疗，2分；不可治疗，4分）以及骨转移（单发或孤立性，1分；多发，2分），总评分为2~10分。预后评分为2~3分，建议行广泛或边缘性切除手术以长期预防局部复发；4~5分，可行边缘性或病灶内切除手术，以中期预防局部复发；6~7分，应该行姑息手术获得短期缓解；8~10分，则建议非手术治疗加临终关怀。然而，该评分系统发表以后，恶性肿瘤的治疗有了很大的进步，因此根据 Tomita 预后评分推荐的治疗方法有时可能已经不再是最优治疗方案。但是该评分系统所涉及的三方面因素对患者生存的影响是明确的。同时伴有广泛全身

转移的患者存活率较低，对他们进行大型手术治疗的弊大于利。同时，肿瘤全身转移可能会引起各种并发症（如发生肺转移后肺功能下降，肝转移后出现凝血功能障碍），这些并发症使患者更难耐受大型手术。因此，如果有可能，术前对肿瘤进行分期是必需的。

Tomita 评分中涉及的三个影响预后的因素（肿瘤组织学分型、内脏转移和骨转移情况），也是著名的 Tokuhashi 评分系统的一部分。在这个系统中，Tokuhashi 等考虑了六个关键预后因素：全身情况，脊柱外骨转移数，转移瘤累及椎体数，主要内脏器官是否受累，原发病变部位以及脊髓损害的严重程度。除了考虑恶性肿瘤原发部位（肿瘤组织学），他们还评估了肿瘤的内脏转移情况，并根据是否可以手术切除分别评分。他们把骨转移分为脊柱外和椎体转移两种情况加以考虑，脊柱外转移分为 ≥ 3、1~2 或 0 分，椎体转移分为 ≥ 3、2 或 1分。最后，他们把患者的全身情况（根据 Karnofsky 评分）分为差（10~40）、一般（50~70）或良好（80~100），把脊髓损害情况分为完全型、部分型和无损害型。每项指标都分配有一个分数范围，所有项相加的最高得分为15分。最终得分用于指导治疗方案的选择。建议对评分较低的患者采用更保守的治疗方法，对评分高者对肿瘤进行手术切除。在每个得分段（0~8，9~11，或12~15），推测预后和实际生存时间的一致性都很高，在 1998 年以后的前瞻性评估的 118 例患者中达到 86.4%，在所有 246 例回顾性评估的患者中达到 82.5%。该预后标准评分

系统不受治疗方式或病变局部侵犯程度的影响,对评估患者预后有很高的价值。

既往治疗

肿瘤学状态评估的最后一个组成部分是既往治疗情况。由于很难把治疗情况进行分层或量化,既往治疗情况的评估一般需要根据每位患者的具体情况而定,但这一因素对治疗决策的影响是不言而喻的。简而言之,考虑脊柱转移瘤的治疗选择时,患者已经使用过何种治疗方案以及尚未使用过的治疗方案的预期疗效都会影响最终的决策。例如,乳腺癌患者出现中胸段转移病灶,病灶紧贴脊髓,引起轻微神经根性症状,但没有神经功能障碍。如果患者之前从没有接受过任何治疗,则现在可以选择常规放疗、激素/化疗(根据受体情况)或手术治疗;但如果病变已接受过放疗,且患者目前正在接受第三线化疗,非手术治疗的选择就会非常有限,但如果预后较好,则应考虑手术治疗。由于脊髓对放疗耐受量有限,之前的放疗区域大小及与目前病变的邻近程度,常对于能否继续放疗及其效果有决定性影响。脊柱SRS可以将放疗的脊髓毒性最小化,但前提是肿瘤与正常神经系统结构之间有一定的空间距离[24, 29]。已经接受过多种治疗方案的患者的疾病发展程度一般也比较重。这类患者的整体预后可能不佳,因此医生必须在选择手术治疗前考虑到这个问题[17, 18]。为这些病情复杂的患者制订最理想的治疗方案时,通常需要肿瘤内科、肿瘤放疗科和手术团队的协作。

▓ 手术方案的可行性

在为恶性肿瘤脊柱转移患者进行手术前,必须考虑的最后一个因素是手术方案的可行性。脊柱转移瘤的治疗都是以姑息治疗为目的的。手术应当以缓解疼痛、修复并保护神经功能、纠正脊柱不稳为目的,并且治疗效果应当维持到患者的预期寿命;同时,手术带来的并发症也应当控制在可接受范围内。手术治疗应当提高患者的生活质量。大量证据证明手术可以达成上述目标。在某些情况下,特别是对于MESCC,手术可能是最佳治疗方案。对于高级别MESCC,手术配合术后放疗比单纯放疗的效果好得多[9, 10, 30]。同时,对于有症状的脊柱不稳患者,手术治疗是唯一行之有效的方法。最后,当化疗和放疗方案都失败或使用存在限制时,手术治疗是最好的选择。但是,手术治疗也是脊柱转移治疗中创伤最大的一种,出现并发症的可能性也很高。这一点对于高龄、合并基础疾病,既往接受过化疗、放疗或糖皮质激素类药物治疗以及营养状况差的患者而言尤其值得注意,因为他们更容易出现严重并发症[7, 31, 32]。

总之,在把患者送进手术室前,斟酌手术方案利弊是每位脊柱外科医生的职责。第一,医生要考虑如何切除肿瘤转移部分,是病灶内切除还是整块切除?鉴于转移性疾病手术多以姑息治疗为目的,多数切除应采取分块切除的方式,但有些情况下(生物学行为不活跃的肿瘤组织学类型、孤立性脊柱转移、预期存活时间较长)可能会考虑创伤更大的整块切除[33]。另外，对于富含血管的肿瘤组织学类型，为减少术中出血，术前应行血管栓塞[28]。

第二，医生需要考虑手术入路。通常这是个人偏好问题，但有些局部解剖学特点会影响手术入路的选择，随后的章节会讨论这个问题[13, 34]。另外，也有一些和患者个体相关的因素会影响手术入路的选择。例如，为了减少伤口愈合的并发症同时使术中切开更顺利，医生可能不希望在既往接受过放疗或手术的区域进行手术操作[31]。又如患者肺功能受损，那么经胸腔的手术入路就可能不可行。最后，术者必须考虑是否有可能邀请其他有相关经验的医生同台，以求得到一个更安全、满意的手术入路。

第三，外科医生必须思考如何进行脊柱重建和固定。目前有多种器械、材料以及技术可用于脊柱转移瘤切除术后的脊柱重建，这一方面的具体内容以及脊柱重建的生物力学原则都超出了本章的讨论范围。这里只指出一点，脊柱外科医生在治疗脊柱转移瘤患者时必须考虑患者的骨质情况。脊柱重建和固定术后脊柱是否能保持稳定，很大程度上取决于内植物与强度满意的骨质之间的接触和固定程度。相邻或附近椎体存在肿瘤是影响固定效果的一个因素。医生必须仔细阅读影像学资料，以确定起结构支撑作用的椎体的肿瘤累及程度。此外，骨量减少和骨质疏松在恶性肿瘤患者中比较常见[35]，与高龄、女性，以及原发肿瘤的治疗中是否使用糖皮质激素类药物、化疗、激素疗法和放疗等因素相关。

营养状况差也会导致骨质丢失。脊柱外科医生必须注意到这一可能存在的问题，然后考虑是否放弃手术，改换其他重建方式，或在术中通过椎体强化技术增强椎体和内固定结合的强度。

最后，脊柱外科医生必须考虑伤口的愈合情况。如果患者的伤口无法愈合，神经结构减压并稳定脊柱结构的姑息手术就不能获得成功。伤口不愈合会延长患者的住院时间，更重要的是，会耽误非常重要的后续全身治疗。因此，了解妨碍伤口愈合的因素是医生义不容辞的责任。这些因素包括：既往接受过放疗、手术、化疗、糖皮质激素类药物治疗以及营养不良。显然，可能的情况下应尽量避免在既往接受过放疗或手术的区域进行手术[31]，但实际上常无法实现。如果是择期手术，则可以在手术前预留充足的时间停止化疗或糖皮质类药物治疗，同时改善营养状况。然而，实际中多数脊柱转移瘤手术是在急诊情况下进行的。因此，医生常常面临患者急需手术，但术后伤口愈合可能存在困难的情况。针对这种情况，我们强烈建议脊柱外科医生与整形科医生合作，在进行肿瘤切除和内固定手术的同时行皮瓣移植重建[36, 37]。在进行脊柱手术的同时进行局部肌肉瓣、旋转皮瓣甚至是游离组织瓣的移植，可以显著减少与伤口愈合相关的并发症。

在为脊柱转移疾病患者制订手术方案时，充分考虑以上因素将会帮助医生避免轻率的手术决策，减少手术并发症，并改善患者预后。

■ 治疗流程

根据本章提到的评价和决策原则，部分作者和机构建立了脊柱转移瘤患者的管理流程。虽然治疗决策应根据患者具体情况而定，并且任何流程框架体系都无法完美处理每一位患者的情况，同时每个机构在执行自己的治疗流程时也只能根据它们现有的治疗手段进行选择，但是了解脊柱转移疾病两个最常用的治疗流程，学习如何综合考虑上文提到的关键因素还是有益的。这两个常用的流程一个是由 Boriani 团队于 2002 年在博洛尼亚提出并前瞻性地沿用至今的脊柱转移瘤治疗指南（Algorithm for Spinal Metastases）（图 1.2）[38~40]，另一个是纪念凯特琳—斯隆癌症中心（Memorial Sloan-Kettering Cancer Center）过去 15 年来使用的神经功能、肿瘤性质、稳定性和全身情况决策流程图［neurologic, oncological, mechanical, systemic（NOMS）decision framework］（图 1.3）[17]。

在这两个流程框架图中，一个重要的步骤是评估患者的整体情况。在 Boriani 流程中，把该过程称为手术耐受程度评估；而在 NOMS 流程中则称为系统评价。无法耐受手术的患者会转向放疗或药物治疗。第二个重要因素是临床表现。在两个流程中，除非肿瘤组织学特性是对化疗或传统放疗高度敏感，神经受累程度（由神经系统检查或脊髓受压程度决定）决定了患者是否需要手术治疗。如果出现脊柱不稳（在 Boriani 流程中称病理性骨折风险），患者同样需要进行手术治疗。患者的肿瘤学状态与临床表现密切相关。具体而言，肿瘤组织学性决定了肿瘤对放疗和化疗的敏感性。在没有神经损坏或脊柱不稳逐渐加重的情况下，对放化疗敏感的肿瘤类型通过非手术治疗都能较好地得到控制。在 Boriani 流程中，肿瘤组织对放化疗不敏感则需进行手术；而在 NOMS 流程中，如果脊髓受压迫程度为低级别，可以用脊柱 SRS 对这些肿瘤进行治疗（在博洛尼亚没有 SRS 治疗）。对于脊髓压迫程度高且对放疗不敏感的肿瘤组织学类型，一般建议手术单纯清除肿瘤致压部分并稳定脊柱结构，术后辅以放疗治疗剩余病灶[29]。在这两个流程的执行过程中，外科医生都必须在每一步行动之前慎重考虑治疗方案的可行性。

■ 本章小结

脊柱转移瘤患者的合理处理依赖于医生对这一类富有挑战性的临床疾病的正确认识。治疗脊柱肿瘤患者的外科医生不仅应是脊柱手术技术方面的专家，也需要了解肿瘤学原则及可供选择的非手术治疗方案。本章回顾了在脊柱转移瘤患者处理中评价及治疗策略选择的基础文献，讨论了患者能否耐受手术的相关因素，也讨论了常见临床症状，包括疼痛、神经功能障碍以及结构不稳定的评估。本章还讨论了患者肿瘤学状态的评价以及手术作为治疗方案一部分时如何评价其可行性。我们也回顾了常用的疾病管理流程。在为脊柱转移瘤患者制订治疗方案时需要考虑很多因素，通过阅读本章，读者应当对这些因素有初步认识。

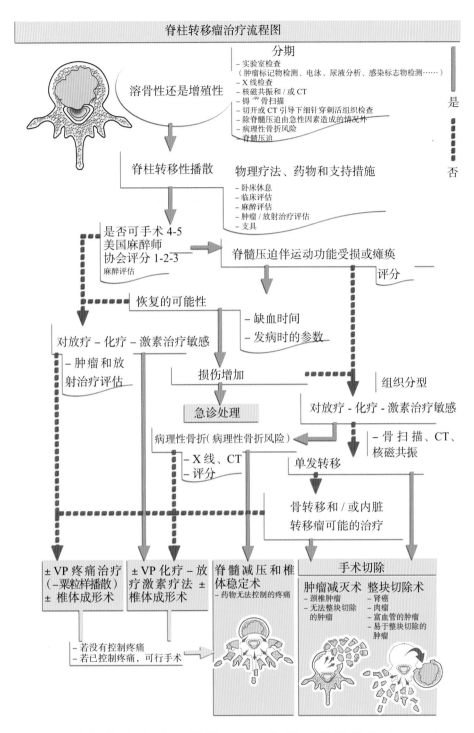

图 1.2 Boriani 脊柱转移瘤治疗指导。ASA，美国麻醉医师协会（American Society of Anesthesiologists）；CHT，化学药物治疗；CT，计算机断层扫描；E.B.，整块切除术；Frankel，Frankel 评分系统；METS，转移；NMR，磁共振；PT.，患者；RXT，放射治疗；VP，椎体成形术（引自 Cappuccio M, Gasbarrini A, Van Urk P, Bandiera S, Boriani S. Spinal metastasis: a retrospective study validating the treatment algorithm. Eur Rev Med Pharmacol Sci 2008;12:155–160.）

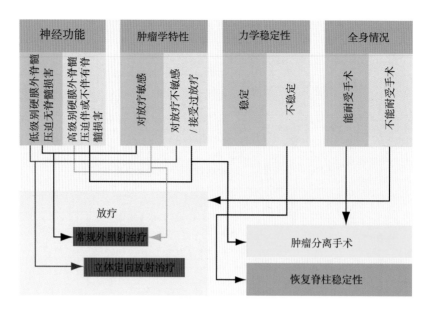

图 1.3 神经功能、肿瘤性质、稳定性和全身情况决策流程图（NOMS）。cEBRT，常规外照射治疗；ESCC，硬膜外脊髓压迫；SRS，立体定向放射治疗（修改引自 Laufer I, Rubin DG, Lis E, et al. The NOMS framework: approach to the treatment of spinal metastatic tumors Oncologist. 2013;18:744-51.）

要点

◆ 多学科团队合作管理脊柱肿瘤患者

◆ 明确脊柱肿瘤的生物学行为，术前尽量获得病理学诊断

◆ 深思熟虑之后制订手术计划。考虑是否需要分期手术，是否需要请其他外科医生协助手术入路操作，是否需要整形外科医生。提前规划如何进行脊柱重建和固定

难点

◆ 不必要的手术或过度手术：了解患者的预后及其他可行的治疗方法。对于预计生存期有限或术后康复希望较小的患者，应尽量避免大型手术

◆ 伤口愈合问题：考虑请整形外科医生协助行局部皮瓣重建，必要时进行伤口引流。注意术后补充营养。鼓励患者活动以避免形成压疮

◆ 病理学诊断不明即手术：肿瘤组织学类型与判断预后、可行的辅助治疗、手术类型选择及是否需要血管栓塞等密切相关。多数出现恶性肿瘤脊柱转移的患者并不需要进行急诊手术。糖皮质激素治疗可显著缓解多数患者症状。绝大多数情况下，医生都有充足时间获得组织学诊断，进行多学科合理评估并且仔细规划手术

■ 参考文献

5 篇 "必读" 文献

1. Cancer Facts and Figures 2013. American Cancer Society, 2013. http://www. cancer. org/acs/groups/content/@epidemiologysurveilance/

documents/document/acspc–036845.pdf.

2. Aaron AD. The management of cancer metastatic to bone. JAMA 1994;272:1206–1209

3. Jacobs WB, Perrin RG. Evaluation and treatment of spinal metastases: an overview. Neurosurg Focus 2001;11:e10

4. Sundaresan N, Digiacinto GV, Hughes JE, Cafferty M, Vallejo A. Treatment of neoplastic spinal cord compression: results of a prospective study. Neurosurgery 1991; 29:645–650

5. Bilsky MH, Lis E, Raizer J, Lee H, Boland P. The diagnosis and treatment of metastatic spinal tumor. Oncologist 1999;4:459–469

6. Constans JP, de Divitiis E, Donzelli R, Spaziante R, Meder JF, Haye C. Spinal metastases with neurological manifestations. Review of 600 cases. J Neurosurg 1983;59:111–118

7. Choi D, Crockard A, Bunger C, et al; Global Spine Tumor Study Group. Review of metastatic spine tumour classification and indications for surgery: the consensus statement of the Global Spine Tumour Study Group. Eur Spine J 2010; 19:215–222

8. Hatrick NC, Lucas JD, Timothy AR, Smith MA. The surgical treatment of metastatic disease of the spine. Radiother Oncol 2000;56:335–339

9. Ibrahim A, Crockard A, Antonietti P, et al. Does spinal surgery improve the quality of life for those with extradural (spinal) osseous metastases? An international multicenter prospective observational study of 223 patients. Invited submission from the Joint Section Meeting on Disorders of the Spine and Peripheral Nerves, March 2007. J Neurosurg Spine 2008;8:271–278

10. Patchell RA, Tibbs PA, Regine WF et al. Direct decompressive surgical resection in the treatment of spinal cord compression caused by metastatic cancer: a randomised trial. Lancet 2005;366:643–648

11. Kan P, Schmidt MH. Minimally invasive thoracoscopic approach for anterior decompression and stabilization of metastatic spine disease. Neurosurg Focus 2008;25:E8

12. Gottfried ON, Dailey AT, Schmidt MH. Adjunct and minimally invasive techniques for the diagnosis and treatment of vertebral tumors. Neurosurg Clin N Am 2008;19:125–138

13. Paton GR, Frangou E, Fourney DR. Contemporary treatment strategy for spinal metastasis: the "LMNOP" system. Can J Neurol Sci 2011;38:396–403

14. Otsuka NY, Hey L, Hall JE. Postlaminectomy and postirradiation kyphosis in children and adolescents.Clin Orthop Relat Res 1998;354:189–194

15. Fourney DR, Abi–Said D, Rhines LD, et al. Simultaneous anterior–posterior approach to the thoracic and lumbar spine for the radical resection of tumors followed by reconstruction and stabilization. J Neurosurg 2001;94(2, Suppl):232–244

16. Bilsky MH, Laufer I, Fourney DR, et al. Reliability analysis of the epidural spinal cord compression scale. J Neurosurg Spine 2010; 13:324–328

17. Laufer I, Rubin DG, Lis E, et al. The NOMS framework: approach to the treatment of spinal metastatic tumors. Oncologist 2013;18:744–751

18. Sciubba DM, Petteys RJ, Dekutoski MB, et al. Diagnosis and management of metastatic spine disease. A review. J Neurosurg Spine 2010; 13:94–108

19. Gokaslan ZL. Spine surgery for cancer. Curr Opin Oncol 1996;8:178–181

20. Fisher CG, DiPaola CP, Ryken TC, et al. A novel classi fication system for spinal instability in neoplastic disease: an evidence-based approach and expert consensus from the Spine Oncology Study Group. Spine 2010;35:E1221–E1229

21. Tomita K, Kawahara N, Kobayashi T, Yoshida A, Murakami H, Akamaru T. Surgical strategy for spinal metastases. Spine 2001;26:298-306

22. Tokuhashi Y, Matsuzaki H, Oda H, Oshima M, Ryu J. A revised scoring system for

preoperative evaluation of metastatic spine tumor prognosis. Spine 2005; 30:2186–2191

23. Maranzano E, Latini P. Effectiveness of radiation therapy without surgery in metastatic spinal cord compression: final results from a prospective trial. Int J Radiat Oncol Biol Phys 1995;32:959–967

24. Gerszten PC, Mendel E, Yamada Y. Radio-therapy and radiosurgery for metastatic spine disease: what are the options, indications, and outcomes? Spine 2009;34(22, Suppl):S78–S92

25. Janni W, Hepp P. Adjuvant aromatase inhibitor therapy: outcomes and safety. Cancer Treat Rev 2010;36:249–261

26. Payne H, Khan A, Chowdhury S, Davda R. Hormone therapy for radiorecurrent prostate cancer. World J Urol 2013;31:1333–1338

27. Damast S, Wright J, Bilsky M, et al. Impact of dose on local failure rates after image–guided reirradiation of recurrent paraspinal metastases. Int J Radiat Oncol Biol Phys 2011;81:819–826

28. Roscoe MW, McBroom RJ, St Louis E, Grossman H, Perrin R. Preoperative embolization in the treatment of osseous metastases from renal cell carcinoma. Clin Orthop Relat Res 1989;238:302–307

29. Laufer I, Iorgulescu JB, Chapman T, et al. Local disease control for spinal metastases following "separation surgery" and adjuvant hypofractionated or high–dose single–fraction stereotactic radiosurgery: outcome analysis in 186 patients. J Neurosurg Spine 2013;18:207–214

30. Villavicencio AT, Oskouian RJ, Roberson C, et al. Thoracolumbar vertebral reconstruction after surgery for metastatic spinal tumors: long–term outcomes. Neurosurg Focus 2005; 19:E8

31. Ghogawala Z, Mansfield FL, Borges LF. Spinal radiation before surgical decompression adversely affects outcomes of surgery for symptomatic metastatic spinal cord compression. Spine 2001;26:818–824

32. Mazel C, Balabaud L, Bennis S, Hansen S. Cervical and thoracic spine tumor management: surgical indications, techniques, and outcomes. Orthop Clin North Am 2009;40:75–92, vi–vii vi–vii.

33. Murakami H, Kawahara N, Demura S, Kato S, Yoshioka K, Tomita K. Total en bloc spondylectomy for lung cancer metastasis to the spine. J Neurosurg Spine 2010;13:414–417

34. Fourney DR, Gokaslan ZL. Use of "MAPs" for determining the optimal surgical approach to metastatic disease of the thoracolumbar spine: anterior, posterior, or combined. Invited submission from the Joint Section Meeting on Disorders of the Spine and Peripheral Nerves, March 2004. J Neurosurg Spine 2005;2:40–49

35. Coleman RE, Lipton A, Roodman GD, et al. Metastasis and bone loss: advancing treatment and prevention. Cancer Treat Rev 2010;36:615–620

36. Vitaz TW, Oishi M, Welch WC, Gerszten PC, Disa JJ, Bilsky MH. Rotational and transpositional flaps for the treatment of spinal wound dehiscence and infections in patient populations with degenerative and oncological disease. J Neurosurg 2004;100(1, Suppl Spine):46–51

37. Garvey PB, Rhines LD, Dong W, Chang DW. Immediate soft–tissue reconstruction for complex defects of the spine following surgery for spinal neoplasms. Plast Reconstr Surg 2010; 125:1460–1466

38. Gasbarrini A, Cappuccio M, Mirabile L, et al. Spinal metastases: treatment evaluation algorithm. Eur Rev Med Pharmacol Sci 2004;8:265–274

39. Cappuccio M, Gasbarrini A, Van Urk P, Bandiera S, Boriani S. Spinal metastasis: a retrospective study validating the treatment algorithm. Eur Rev Med Pharmacol Sci 2008; 12:155–160

40. Gasbarrini A, Li H, Cappuccio M, et al. Efficacy evaluation of a new treatment algorithm for spinalme tastases. Spine 2010;35:1466–1470

2

脊柱肿瘤导致的脊柱不稳定

原著　Daryl R. Fourney, Charles G. Fisher
翻译　李　靖　王　臻

引言

脊柱转移瘤手术处理的一个重要目标就是恢复或保留脊柱稳定性，但在神经受损的情况下经常被忽视。前瞻性随机研究表明，放疗加手术对于实性肿瘤造成脊髓压迫的处理结果要明显优于单纯放疗[1]。脊柱不稳常见，也是椎体成形手术或后凸成形术的明确指征[2]。然而，脊柱不稳并没有像脊柱压迫那样受到重视，这也说明目前对于肿瘤相关的脊柱不稳仍然存在争议。关于脊柱不稳的生物力学和临床文献有限[3]。在肿瘤导致的脊柱不稳评分（SINS, spine instability neoplastic score）推出之前，几乎没有相关临床标准，更没有相关临床试验来验证其有效性和可靠性。由于没有一致的稳定评定标准，诊断和治疗指征也很难统一。如果不稳没有得到明确的定义，相关研究很难继续。脊柱不稳的概念依然是外科决策过程中一个关键和必要的组成部分。

通常，外科医生对不稳的判定基于临床经验。不稳定的诊断对于脊柱外科医生具有挑战性，但对于放射科医生或者肿瘤内科医生则更加困难，这也会导致不合适的建议以及治疗不足，并使出现疼痛、畸形以及神经功能恶化的风险增高。

本章节回顾了一些生物力学的基本原则，这些原则与肿瘤所致的畸形和不稳密切相关。本文描述了 SINS 的具体内容并用病例实例说明，同时还讨论了脊柱不同区域的解剖和生物力学特点以及处理方法。

原则

肿瘤相关脊柱不稳的定义

与四肢骨不同，脊柱周围环境的复杂性给不稳定的评定带来一定困难。转移癌同时改变了骨的材料特性和几何特性，这两种特性构成了骨结构刚度特性。尽管这些特性决定了轴向折弯和骨骼的扭转载荷，脊柱椎体对于载荷的抵抗比较独特并且受到局部和相邻部位解剖特点的影响。可能会出现脊柱塌陷或者骨折，但是没有临床症状、畸形或者骨折的进展。为了简化这些复杂因素，需要通过更为简单的方法来定义或者描述转移癌患者脊柱的稳定性。脊柱肿瘤研究组（SOSG）将脊柱的不稳定定义为：由于肿瘤过程导致的脊柱完整性的丧失并导致活动相关的疼痛、症状或者进行性畸形，以及在生理负荷下导致神经功能的损害。

脊柱肿瘤与创伤的基本生物力学原则

肿瘤所造成的不稳定中，骨与韧带的损伤、神经表现以及骨质量方面均与高能创伤所引起的不稳定差别显著。除此之外，患者脊柱的愈合能力也会受到肿瘤本身、全身治疗、放疗以及整体生物学损害的影响[5]。

原则1：载荷分担

如果疾病仅累及椎体松质骨的核心部分但皮质的支撑功能没有受累，则不会发生不稳。Taneichi 等[6]对胸腰椎转移癌患者的临床和放射学资料进行分析，通过多元回归模型来计算椎体破坏不同阶段发生塌陷的可能性。他们发现，在胸椎，与转移癌在椎体内的大小相比，胸肋关节的破坏更容易引起椎体塌陷，这可能与胸廓提供的刚度和强度的丢失有关。在胸腰段和腰椎，引起塌陷最重要的因素是椎体缺损的大小，腰段椎弓根受累比胸段更易引起塌陷。还有一些研究表明，与骨缺损大小相比，骨密度在预测骨折发生的风险方面更重要。

原则2：张力带

在有张力条件下，前方受到的压应力往往能被后方肌肉和韧带组织所平衡。血供丰富的椎体是肿瘤最常见的侵袭部位，而脊柱后方结构则很少被累及。一般而言，相比于高能创伤，肿瘤则更少引起后方结构的损害[5]。相对而言，脊椎后方结构的破坏更多源于椎板切除而

非肿瘤破坏。相对于创伤而言，肿瘤更少引起小关节的破坏；然而，一旦肿瘤引起小关节的破坏，将导致严重的横向脱位或旋转畸形。

即将出现的塌陷

关于脊柱转移瘤的生物力学影响尚未完全阐明。因此，即使通过现代影像学研究可以发现和描述病损，仍然没有预测病理骨折风险的评估标准。理论上来说，假如肿瘤对放疗、全身治疗敏感，或者这些治疗可以阻止肿瘤的生长（以及椎体的溶骨性破坏），椎体塌陷是可以被阻止的。随着肿瘤不断长大达到一定的大小，即进入"即将出现塌陷"（impending collapse）的阶段，此时只有通过预防性外科稳定手术（经皮骨水泥、椎弓根螺钉）才能阻止骨折的发生。不幸的是，受到局部生物力学和解剖学差异的影响，目前尚未有可靠的方法来预测椎体塌陷。因此，目前对于不稳定的处理仍主要基于实际的临床不稳定，而不是无症状或相对无症状的提示不稳定的影像学表现。

脊柱不稳定的肿瘤学评分

在 SINS 分类系统，肿瘤相关的不稳定由 6 个评分内容组成：脊柱受累位置、疼痛、病损骨的质量、脊柱的力线、椎体塌陷以及是否累及椎体后外侧（表1.1）。从临床角度来讲，SINS 的每个组成部分都有具有一定的可信度[7]。

最小评分是 0，最大是 18。每个评分有接近完美的组内与组间可靠性，最终将脊柱的稳定性分为稳定（0~6 分）、

潜在不稳定（7~12 分）、不稳定（13~18 分）。评分大于 7 时建议手术。评分举例见图 2.1~2.3。

通过系统回顾和 SOSG 专家评阅的一致性获得了可靠证据，以此提高 SINS 的内容和表面效度。在写这篇文章时尚没有评价 SINS 的前瞻性研究。然而，回顾性的可靠性分析研究表明假阴性的发生率低（4.3%），所有的 2 型错误都是由于区分稳定和潜在不稳定的病例引起的（不是区分稳定和不稳定）[7]。

什么时候进行椎体成形术对于稳定是必需的？

对不稳定进行数字分级（SINS 0~18）是非常有吸引力的，与创伤后脊柱稳定性的"全或无"模式不同，肿瘤导致的脊柱不稳定并非突然发生。相反，它是一个渐进的过程，在一定的时间点会发生病理骨折。通过确定不稳定的程度，我们可以更准确地选择合适的时机进行像椎体成形或者后凸成形术这样的微创稳定手术。我们建议，对中度不稳（SINS 7~12）适合进行经皮骨水泥强化，而在评分更高时应进行内固定[8]。椎体强化手术对于那些预计生存期有限、机体虚弱难以接受开放手术以及骨质量很差（如骨髓瘤）的患者是特别有用的[9]。

脊柱节段性不稳定的处理

颅颈交界区

由于上颈椎椎管宽阔，这个部位的转移瘤很少引起脊髓疾病。在引起严重脊髓压迫之前，往往会引起严重的力学性颈部疼痛。无论是经口还是经口外的腹侧肿瘤切除术都很少有指征，而手术处理策略的重点是后方脊柱稳定[10]。我们倾向于枕颈固定而不是短节段固定，因为枕颈固定可以弥补患者在肿瘤破坏过程中可能丧失的稳定性。我们的目标是获得一个持久的重建，从而避免任何笨重和使患者难以忍受的外固定（如 halo 架等）。

下颈椎

从 C3 到 C6，椎体切除后用钛笼和接骨板重建是最常见的方式。多节段病变、脊柱环形受累、严重不稳/畸形，以及骨质条件差时，前后路联合稳定是必需的。对于 C7/T1 结合部的病变，需要增加后方稳定[11]。

胸腰椎

由于大血管和心脏的阻挡，T2 到 T5 的前路处理是不可行的。推荐使用后方的肋骨横突入路以及椎管外侧侧方入路，这种入路也逐渐被应用于 T6~L5 的处理，与前路相比优点在于同时可以一期进行肿瘤切除与脊柱固定[12]。无论采用哪种入路，椎体应该使用异体骨、PMMA 或者钛笼进行重建。钛笼也可以用于拉伸椎体。PMMA 的生物相容性和抗压能力好，但同时需要克氏针进行锚定。假如已经通过前路进行了椎体切除和前柱重建并用接骨板进行稳定，后方稳定可能不是必需的。但是如有以下情况，包括显著的驼背或者移位畸形、在胸腰段、连接胸壁的切除（Pancoast 肿瘤或局部侵袭性肿瘤）、椎体切除跨越两个或两个以上节段、L4 以远椎体切除（前方固定困难）、骨质很差，后方固定也是必需的[13]。

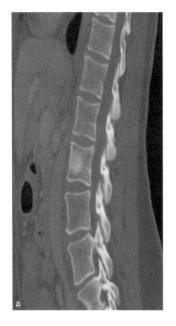
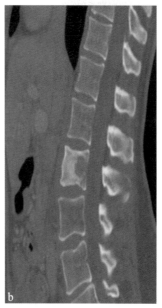
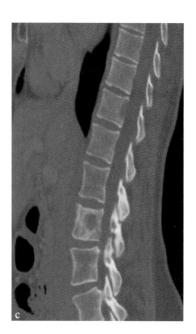
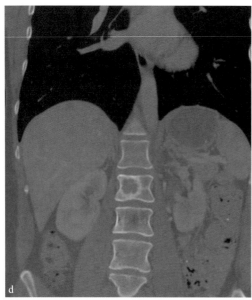
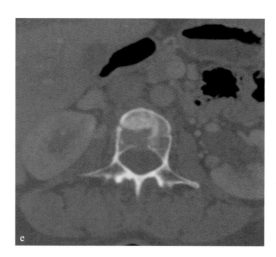

图 2.1　计算机断层扫描（CT）图像。a. 左旁矢状位；b. 正中矢状位；c. 右旁矢状位；d. 冠状位；e. 轴位。CT 所示为 L2 病变。患者为 42 岁女性，无症状，CT 检查偶然发现 L2 病变，诊断为乳腺癌椎体转移。患者未诉背部疼痛。脊柱肿瘤不稳定评分（SINS）如下：活动脊柱节段（L2），2 分；无痛性病灶，0 分；溶骨 / 成骨混合型病灶，1 分；脊柱力线正常，0 分；无椎体塌陷但 >50% 椎体受累，1 分；无椎体后外侧结构受累，0 分。SINS 总分 =2+0+1+0+1+0=4（稳定病灶）

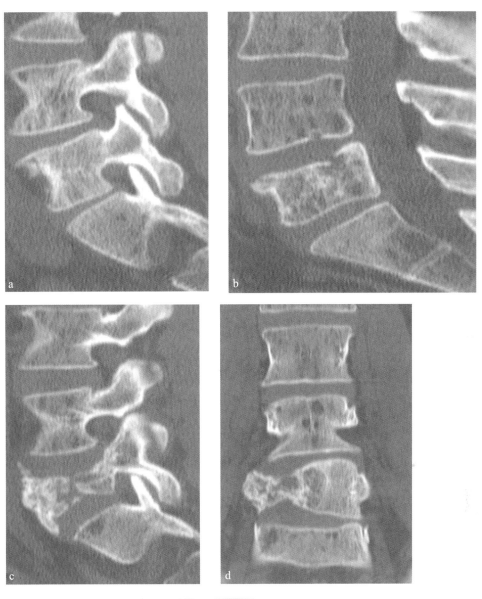

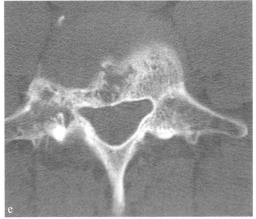

图 2.2 计算机断层扫描（CT）图像。a. 左旁
矢状位；b. 正中矢状位；c. 右旁矢状位；d. 冠
状位；e. 轴位。CT 图像所示为 L5 病变。患者
为 49 岁男性，主诉轻微下腰痛，活动后不加
剧，诊断为多发性骨髓瘤。SINS 评分：交界节
段病灶，3 分；非活动性疼痛，1 分；溶骨性破
坏，2 分；脊柱力线稳定，0 分；<50% 椎体塌
陷，2 分；右侧椎弓根受累，1 分。SINS 总分
=3+1+2+0+2+1=9（脊柱潜在不稳定，推荐手术）

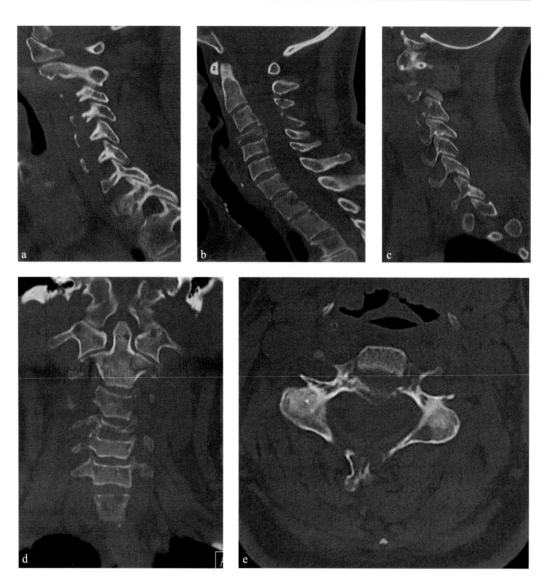

图 2.3 计算机断层扫描（CT）图像。a. 左旁矢状位；b. 正中矢状位；c. 右旁矢状位；d. 冠状位；e. 轴位。CT 图像所示为 C4 病变。患者为 54 岁女性，主诉颈部疼痛并于活动时加剧，佩带颈围缓解。诊断为转移性肉瘤。SINS 评分：椎体活动性病灶，2 分；活动性疼痛，3 分；溶骨性破坏，2 分；脊柱后凸畸形，2 分；>50% 椎体塌陷，3 分；双侧后外侧受累，3 分。SINS 总分 =2+3+2+2+3+3=15（不稳定，推荐手术）

腰骶结合部和骶骨

我们的经验是，该区域有坚强的韧带支撑结构，同时 L5-S1 关节复合体很少能被肿瘤完全破坏。因此，肿瘤很少能引起脊柱滑脱或者其他明显畸形。尽管显著畸形很少能遇到，但临床上由于力学不稳定引起的疼痛并不少见，原因是该区域承受了整个脊柱的最大载荷。和颈胸交接和胸腰交界类似，腰骶交界是高应力区域。由于在活动腰椎和固定骶骨之间的解剖学与力学变化增加了骨折和不稳的风险,造成了一些挑战性问题。骶骨不稳并不常见[14],一旦出现,重建需求高,我们通常建议进行更加稳定的重建。我们建议在 S1 用大直径 7~8 mm 的椎弓根螺钉,并用骶骨耳状面螺钉或者髂骨螺钉进行加强。如明显累及骶骨和骶髂关节,应该使用经皮骶髂螺钉固定,可通过小切口用骨水泥进行加强。

脊柱畸形的矫正

通常脊柱畸形源于转移后椎体的继发性塌陷。因此,上颈椎会出现移位和旋转畸形,其他部位脊柱肿瘤会造成后凸畸形。胸壁受累或者后外侧结构(肋椎关节、小关节、椎弓根)的丧失会导致后凸侧弯畸形。偶尔可见由于剪切力量导致的脊柱滑脱。

肿瘤性畸形的第二个特征是畸形的可恢复性和弹性。大部分畸形可以通过在手术床上的仔细摆位得到纠正。椎体切除后,可延伸钛笼作为一种非常简单的工具,可用于对大部分后凸畸形进行矫正。另外一个选择是在合适的条件下切除肿瘤后通过对正常骨的加压来缩短脊柱,类似椎弓根短缩截骨术。上颈椎畸形(齿状突骨折伴旋转和寰枢半脱位)不适合这样处理,需要颈椎牵引。

骨融合有必要吗?

骨融合本身对于诸多骨肿瘤患者是不可能成功的。主要原因是:①生存期有限;②辅助放化疗降低了骨融合的概率;③一般状况差(骨质量、营养、整体虚弱)。我们目的是提供即刻稳定以

减少或者消除轴向疼痛,有助于防止在剩余生存期内神经状况的恶化。与这些原则一致的是应该避免使用外支具。稳定后可以使用异体骨,偶尔对于一些可以长期存活的患者提高了骨融合的概率。由于存在潜在供区并发症以及未发现髂骨转移病灶的可能性,我们不主张做自体骨移植。

潜在问题

机械性疼痛

即使不存在明显的椎体塌陷或者畸形,当存在力学性疼痛时,可以认定为临床不稳定。这种疼痛的特点是疼痛在活动时加重,休息时减轻。将力学性疼痛与局部疼痛(生物学疼痛)区分开很重要。局部疼痛通常与活动无关。在转移性疾病中,生物性疼痛与力学性疼痛往往同时存在。

放疗后的椎体压缩骨折

在过去十年内放疗提出了新的治疗规范。对于那些有很少硬膜侵犯的患者,SBRT 能更加精确地对肿瘤进行照射,显著降低了脊髓的照射剂量,同时对肿瘤的单次放射剂量能大大增加。与传统 cEBRT 相比,这种进步获得了持久的肿瘤控制,而不依赖于肿瘤对放疗的敏感性。换言之,像肾癌这样以往被认为"放疗抵抗"的肿瘤也可以通过 SBRT 进行治疗。同样,对于 cEBRT 治疗失败的患者也可以用 SBRT 进行治疗。

高剂量照射可以获得良好局部控制,但同时可导致晚期毒性表现,如脊柱压

缩性骨折（VCF），这在常规 cEBRT 中是不会出现的。SBRT 治疗后的放射性脊髓病并不像 VCF 那样常见。Sloan-Kettering 肿瘤纪念医院最先报道了 71 处放疗处理后的骨折的发生率为 39%[15]。M.D. Anderson 肿瘤中心随后报道了 123 处放疗处理后的骨折发生率为 20%[16]。对比之下，传统 cEBRT 分割短期放疗后发生率仅仅为 2.8%（20 Gy，5 次分割—30 Gy，10 次分割）[17]。Cunha[18] 等最近报道了 SBRT 单次 20 Gy 的剂量有导致 VCF 的高风险。使用或者不使用椎弓根螺钉的椎体强化被推荐用于预防骨折，但是尚不清楚能否达到预防的效果。

▦ 本章小结

用于定义创伤后脊柱不稳的许多标准不能有效用于脊柱肿瘤的评定。脊柱不稳患者有神经损害、严重疼痛和进行性畸形的风险。脊柱力学完整性的理解对于转移性脊柱肿瘤的患者的治疗决定而言很关键，另外还需要关注肿瘤病史、神经状况、预后以及全身情况。在 SINS 推出之前，对于肿瘤源性脊柱不稳没有基于可接受证据的指南。SINS 是唯一有效可靠的肿瘤性脊柱不稳的分级系统，有望用于研究手术或非手术治疗的适应证，特别是那些中度不稳的病例，目前临床治疗选择上差异很大。非手术医生（放射科、放疗科医生）理解和使用 SINS 评分，有助于他们有效转诊需要进行外科评估的患者，减少不必要的痛苦、灾难性的塌陷和神经损害。

要点

- 理解肿瘤相关不稳的定义和脊柱肿瘤的生物力学原理
- 注意"即将到来的塌陷"（impending collapse）
- 应用脊柱不稳肿瘤评分（spine instability neoplastic score, SINS）
- 理解何时可以使用单纯椎体强化来稳定脊柱
- 知晓处理不同脊柱节段不稳的入路和内固定方法

难点

- 没有认识单独机械性疼痛可以是临床不稳的唯一表现
- 放疗后椎体压缩骨折的发生率高

▦ 参考文献

5 篇 "必读" 文献

1. Patchell RA, Tibbs PA, Regine WF, et al. Direct decompressive surgical resection in the treatment of spinal cord compression caused by metastatic cancer: a randomised trial. Lancet 2005;366:643-648

2. Berenson J, Pflugmacher R, Jarzem P, et al; Cancer Patient Fracture Evaluation (CAFE) Investigators. Balloon kyphoplasty versus non-surgical fracture management for treatment of painful vertebral body compression fractures in patients with cancer: a mul-ticentre, randomised controlled trial. Lancet Oncol 2011;12:225-235

3. Weber MH, Burch S, Buckley J, et al. Instability and impending instability of the thoracolumbar spine in patients with spinal metastases: a systematic review. lnt J Oncol 2011;38:5-12

4. Fisher CG, DiPaola CP, Ryken TC, et al. A novel classi-fication system for spinal instability in neoplastic disease: an evidence-based approach and expert consensus from the Spine Oncology Study Group. Spine 2010;35:E1221-E1229

5. Fourney DR, Gokaslan ZL. Spinal instability and deformity due to neoplastic conditions. Neurosurg Focus 2003; 14:e8

6. Taneichi H, Kaneda K, Takeda N, Abumi K, Satoh S. Risk factors and probability of vertebral body collapse inmetastases of the thoracic and lumbar spine. Spine 1997;22:239-245

7. Fourney DR, Frangou EM, Ryken TC, et al. Spinal instability neoplastic score: an analysis of reliability and validity from the spine oncology study group. J Clin Oncol 2011;29:3072-3077

8. Paton GR, Frangou E, Fourney DR. Contemporary treatment strategy for spinal metastasis: the "LMNOP" system. Can J Neurol Sci 2011;38:396-403

9. Fourney DR, Schomer DF, Nader R, et al. Percutaneous vertebroplasty and kyphoplasty for painful vertebral body fractures in cancer patients. J Neurosurg 2003;98(1, Suppl):21-30

10. Fourney DR, York JE, Cohen ZR, Suki D, Rhines LD, Gokaslan ZL. Management of atlantoaxial metastases with posterior occipitocervical stabilization. J Neurosurg 2003;98(2, Suppl): 165-170

11. Fehlings MG, David KS, Vialle L, Vialle E, Setzer M, Vrionis FD. Decision making in the surgical treatment of cervical spine metastases. Spine 2009;34(22, Suppl):S108-S117

12. Polly DW Jr, Chou D, Sembrano JN, Ledonio CG,Tomita K. An analysis of decision making and treatment in thoracolumbar metastases. Spine 2009; 34(22, Suppl):S118-S127

13. Fourney DR, Gokaslan ZL. Use of "MAPs" for determining the optimal surgical approach to metastatic disease of the thoracolumbar spine: anterior, posteflor, or combined. Invited submission from the Joint Section Meeting on Disorders of the Spine and Peripheral Nerves, March 2004. J Neurosurg Spine 2005;2:40-49

14. Nader R, Rhines LD, Mendel E. Metastatic sacral tumors. Neurosurg Clin N Am 2004; 15:453-457

15. Rose PS, Laufer I, Boland PJ, et al. Risk of fracture after single fraction image-guided intensity-modulated radiation therapy to spinal metastases. J Clin Oncol 2009;27:5075-5079

16. Boehling NS, Grosshans DR, Allen PK, et al. Vertebral compression fracture risk after stereotactic body radiotherapy for spinal metastases. J Neurosurg Spine 2012;16:379-386

17. Chow E, Harris K, Fan G, Tsao M, Sze WM. Palliative radiotherapy trials for bone metastases: a systematic review. J Clin Oncol 2007;25:1423-1436

18. Cunha MV, Al-Omair A, Atenafu EG, et al. Vertebral compression fracture (VCF) after spine stereotactic body radiation therapy (SBRT): analysis of predictive factors. Int J Radiat Oncol Biol Phys 2012;84:e343-e349

3

脊柱转移瘤立体定向消融放射治疗主要并发症

原著　Simon S. Lo, Arjun Sahgal, Eric L. Chang
翻译　孟　娜　王俊杰

▒ 引言

在过去的十年里，立体定向消融放射治疗（stereotactic radiofrequency ablation, SABR），也被称为立体定向放射治疗（stereotactic body radiotherapy, SBRT），已经发展为一种用于不同部位肿瘤的局部高剂量靶向治疗，如肺、肝脏，也可用于脊髓[1]。在脊柱转移瘤方面，原发肿瘤复发需要再次治疗时，考虑其适应证受到脊髓累计剂量的影响，当脊柱肿瘤剂量持续上升时，立体定向消融放射治疗可以维持其周围及远端的脊髓在安全限值内。对于已经接受过治疗的患者，这项技术作为一种主要的术后治疗方式，已经迅速且成熟地成为低剂量常规放疗可供替代的选择[2, 3]。关于局部控制和疼痛控制[3]，很多病例已经显示出了预期的结果。然而，目前并没有随机试验证实这一结论。肿瘤放射治疗协会（RTOG）0631 是一项不间断地比较 8 Gy/ 次常规放疗和 16~18 Gy/ 次立体定向消融放疗不同效果的试验。

这项技术最主要的问题是放疗毒性反应，还没有广泛的 1 期临床试验结果，更限制了 2 期临床试验的进行。我们担心的不是急性反应而是晚期反应，比如因为脊髓的超量照射造成放射性脊髓炎，这是一种晚期反应，对患者来说后果可能是毁灭性的，可导致神经麻痹、二便失禁，严重者会死亡。本章总结了关于 SABR 不良反应的文章，作为临床结果的回顾[2~4]。

▒ 主要不良反应

放射性脊髓病

无论患者既往是否接受过放疗，脊柱 SABR 后都可能导致放射性脊髓病（radiation myelopathy, RM）的发生。多伦多大学 Sahgal 等[5~7]所做的工作得出了脊髓安全剂量限值，该研究包括多个机构的 RM 病例，并以没有 RM 者作为对照。最近公布的研究中，9 例没有放疗史的患者在接受 SABR 后发生 RM，并展示出非常细致的剂量体积直方图（Dose-volume Histogram, DVH）分析数据，对 9

例 RM 患者和 66 例对照病例的 DVH 数据进行了对比。此研究中用硬膜囊的边界替代真正脊髓边界来定义脊髓。这种勾画方法带来了误差的潜在风险，因为它假设勾画的脊髓受量就是真正脊髓的受量。误差的来源包括脊髓移动、患者摆位间差别、脊髓不同勾画方式、MRI 和 CT 图像融合的误差、治疗计划算法、图像引导系统、治疗床的移动、机架旋转的精度，mMLC 微型多叶片准直器的位置校准。从本质上来说，基于硬膜囊表面的剂量限值可以在解剖学上为脊髓提供真正的安全边界，而不建议使用固定的扩展值。作者承认这种方式仅能够粗略等同于在脊髓边缘上外扩 1.5 mm。所有患者接受过单次剂量大于等于 5 Gy、共 1~5 次分割的 SABR。虽然其中 1 例 RM 患者是在外照射 6 周后又进行了 SABR，但是累计生物等效剂量（biological equivalent dose, BED）被计算出来。RM 患者和非 RM 患者的中位随访时间分别为 23 个月和 15 个月，进展到 RM 的中位时间为 12 个月（3~15 个月）。在这项研究中，所有剂量都被转化成单次 2 Gy 的等效 BED，被

称为标准化的 2 Gy 等效 BED（nBED），脊髓的 α/β 值取 2（因此，剂量单位是 $Gy_{2/2}$）。这也被称为 2 Gy 分次的等效剂量（EQD2）。最终，基于直线回归分析，得到一个 RM 可能发生率分别为 1%、2%、3%、4%、5% 的模型。这些剂量列于表 3.1。作者还报道了一份关于硬膜囊体积从最大剂量点（Pmax）到 2 cc（2 cm^3）的剂量效应的详细分析。其中，最重要的结论是观察到 Pmax 体积，进一步证实了脊髓是串行器官的概念。

在再放疗方面，Sahgal 等[6] 报道了一组病例对照分析，包含 5 例 RM 和 16 例对照患者，同样用硬膜囊勾画替代脊髓。对每例患者均计算累计 nBED，它被定义为第一次常规外放疗 nBED 和 SABR 再次治疗时 Pmax 的 nBED 的总和（脊髓 α/β 值取 2）。基于这项研究，作者建议硬膜囊 Pmax 的累计 nBED 不应该超过 70 $Gy_{2/2}$，这对于那些常规接受 30~50 $Gy_{2/2}$ 放疗的病例是最适用的。应用 SBRT 进行再次放疗时，硬膜囊（替代脊髓）Pmax 的 nBED 不应超过 25 $Gy_{2/2}$。另外，还建议 SBRT 时的硬膜囊 Pmax 的

表 3.1 在 1~5 次分次 SABR 时，放射性脊髓炎发生可能性为 1%~5% 的 Pmax 实际剂量预测值

	1 分次 Pmax 限值（Gy）	2 分次 Pmax 限值（Gy）	3 分次 Pmax 限值（Gy）	4 分次 Pmax 限值（Gy）	5 分次 Pmax 限值（Gy）
1% 可能性	9.2	12.5	14.8	16.7	18.2
2% 可能性	10.7	14.6	17.4	19.6	21.5
3% 可能性	11.5	15.7	18.8	21.2	23.1
4% 可能性	12.0	16.4	19.6	22.2	24.4
5% 可能性	12.4	17.0	20.3	23.0	25.3

Pmax：最大点剂量

引自 Sahgal A, Weinberg V, Ma L, et al. Probabilities of radiation myelopathy specific to stereotactic body radiation therapy to guide safe practice. Int J Radiat Oncol Biol Phys 2013;85:341-347.

nBED 与 Pmax 的累计 nBED 的比值不应超过 0.5，并且两个疗程间的时间间隔至少为 5 个月。基于这组研究数据，Sahgal 等提出了脊柱肿瘤接受 SABR 的再放疗时硬膜囊的绝对剂量限值（表 3.2）。他们在多伦多大学的同仁严格遵循这些数据对大量患者进行治疗，在他们的病例中没有 RM 并发症出现（ArjunSahgal 提供，尚未公开出版）。

表 3.2　常规放疗后，以 SABR 行再次放疗时硬膜囊 Pmax 的合理剂量

传统放疗（nBED）	1 次：硬膜囊 Pmax 剂量	2 次：硬膜囊 Pmax 剂量	3 次：硬膜囊 Pmax 剂量	4 次：硬膜囊 Pmax 剂量	5 次：硬膜囊 Pmax 剂量
0	10 Gy	14.5 Gy	17.5 Gy	20 Gy	22 Gy
20 Gy/5f（30 Gy$_{2/2}$）	9 Gy	12.2 Gy	14.5 Gy	16.2 Gy	18 Gy
30 Gy/10f（37.5 Gy$_{2/2}$）	9 Gy	12.2 Gy	14.5 Gy	16.2 Gy	18 Gy
37.5 Gy/15f（42 Gy$_{2/2}$）	9 Gy	12.2 Gy	14.5 Gy	16.2 Gy	18 Gy
40 Gy/20f（40 Gy$_{2/2}$）	N/A	12.2 Gy	14.5 Gy	16.2 Gy	18 Gy
45 Gy/25f（43 Gy$_{2/2}$）	N/A	12.2 Gy	14.5 Gy	16.2 Gy	18 Gy
50 Gy/25f（50 Gy$_{2/2}$）	N/A	11 Gy	12.5 Gy	14 Gy	15.5 Gy

Pmax：最大点剂量

引自 Sahgal A, Ma L, Weinberg V, et al. Reirradiation human spinal cord tolerance for stereotactic body radiotherapy. Int J Radiat Oncol Biol Phys 2012;82-107-116.

争论

Sahgal 的结论是基于 BED 模式下将不同剂量分次计划转换成统一的数值，这种方法代表了这一时期可应用于临床的最简单的模型。然而，目前的线性二次（LQ）模型能否准确估算消融剂量范围（每分次 > 15 Gy）的 BED 尚未可知，就像 SABR 中使用的一样。Wang 等[8] 提出了一种广义的 LQ（gLQ）模型，这个模型提供了所有剂量范畴的一个自然延伸。它独立地验证了 Thomas Jefferson 大学离体实验中的肿瘤反应，但直到 Huang 等[10] 使用 gLQ 模型对前文讨论过的 Sahgal 等关于再程 SABR 治疗时脊髓耐受剂量的数据进行重新分析时，这种模型才被应用于正常组织损伤的研究[9]。同时也确定基于 gLQ 模型进行的剂量转换，当硬膜囊 Pmax 的 nBED < 70 Gy$_{2/2}$ 时，没有 RM 发生。由于临床数据尚不充分，gLQ 模型必须谨慎使用并且需要临床验证。

椎体压缩性骨折

因为正常骨组织被肿瘤组织所代替，所以椎体转移易发生病理性骨折。虽然溶骨性病变比成骨性病变看似更脆弱，但其实二者都增加了骨相关事件发生的风险。放疗常被用于治疗骨转移，其本身也会增加骨折发生的风险，但是常

规姑息治疗剂量被认为风险很低。虽然SABR基于消融放疗的剂量对临床靶区（clinical target volume, CTV）进行照射，包括整个椎体，肿瘤和正常骨组织都在其中。脊柱SABR治疗后椎体压缩性骨折（vertebral compression fracture, VCF）在近期的文献中已经有详细报道[11~13]。

斯隆—凯特琳癌症中心（MSKCC）的研究首先报道了脊柱转移瘤SABR治疗后的VCF。剂量为单次放疗18~24 Gy，多数患者接受的是单次24 Gy照射。椎体放疗病例中，进展期VCF占39%，中位发生时间为放疗后25个月[13]。转移部位（T10以上对比T10或以下）、脊柱转移的性质（溶骨性对比成骨性或混合性）、椎体侵犯的百分比被认为是VCF的预测指标。

与MSKCC的研究对比，MDACC和多伦多大学的研究中VCF的发生率更低，并且在SABR后与SABR的间隔时间更短（中位间隔时间2~3.3个月）。在MDACC研究中，93例患者共123个脊柱转移病灶接受了SABR治疗，新发生或进展期VCF占20%。与MSKCC所有患者均接受单次SABR照射不同，接近2/3的MDACC患者接受27 Gy/3f或者20~30 Gy/5f的放疗。VCF的预测因素包括年龄＞55岁、既往骨折以及疼痛基线，而过度肥胖被发现可以起保护作用。发生骨折的中位时间是SBRT后3个月。多伦多大学的研究与MDACC类似，90例患者共167个脊柱转移瘤接受SABR治疗，这些患者除单次放疗外还有部分接受了2~5次分次照射。已经确认的VCF风险因素包括脊柱后凸与脊柱

侧凸的百分比、溶骨破坏、原发性肺癌和肝细胞癌以及单次剂量≥20 Gy。VCF发生率约为11%，1年内无骨折发生率为87.3%，SBRT后骨折中位时间为2个月。

在MSKCC研究中，VCF发生率大大提高似乎与大部分患者接受24 Gy单次放疗有关[13]。这与多伦多大学的研究中单次剂量≥20 Gy与VCF风险增加有关是相似的，意味着放疗是VCF的独立影响因素[12]。此外，多伦多大学一项临床病理学研究发现，骨组织放疗坏死似乎是发生骨折的潜在机制[14]，同时它也使骨的放射生物学敏感性增加。然而MSKCC、MDACC和多伦多大学[1~13]的研究间关于VCF发生的时间存在矛盾。MSKCC组VCF发生中位时间在25个月，与MDACC和多伦多大学的2~3个月相距甚远，这意味着随着进一步随访，VCF发生的风险可能会持续增长或其病理学进程可能完全不同。

爆发痛

爆发痛（pain flare）定义为放疗过程中或治疗结束后短时间内发生的短暂的疼痛加重，在骨转移瘤常规放疗中已经有所报道。然而脊柱SABR中，只有一项研究涉及爆发痛。多伦多大学Chiang等[15]进行了一项前瞻性研究来检测爆发痛的发生和并发症的预测因素。共有41例患者参加该项实验，在基线情况、SABR治疗过程中和10天后分别应用简明疼痛评估（brief pain inventory, BPI）量表进行疼痛评定。调查者在研究过程中每天记录止痛药剂量并把它们转换成

与口服吗啡的等效剂量（oral morphine equivalent dose, OMED）以及类固醇药物的使用情况。

爆发痛被定义为：

1. 在没有改变口服吗啡等效剂量的情况下，BPI 评分增加 2 分。

2. 在不降低 BPI 评分的情况下，口服吗啡等效剂量增加 25%。

3. 任意类固醇药物治疗介入。

关于脊柱转移瘤的 SABR 剂量，18 例患者接受了 20~24 Gy 单次照射，23 例接受 24~35 Gy/2~5f 分次放疗。41 例患者中 28 例出现爆发痛（68.3%），在这 28 例中有 8 例（28.6%）在 SABR 完成后一天出现。15 例（53.6%）患者在未调整止痛药物的情况下 BPI 增加 2 分，5 例（17.9%）在不降低疼痛评分的情况下止痛药物增加 25%，8 例（28.6%）患者需要使用地塞米松。在爆发痛相关危险因素方面，无论剂量学的还是肿瘤特异性的因素都不是预测爆发痛的相关因子，只有 KPS 评分和受累椎体的部位（颈椎及腰椎）有预示作用。地塞米松对于爆发痛治疗有效，剂量为每日 4 mg，口服，维持至 SABR 剩余疗程结束或者在 SABR 后 5~10 天。

放射性食管炎

食管在脊柱，尤其是胸椎的前方而且距离很近，容易受到脊柱消融放疗的损伤。关注 SABR 放射性食管炎的文献非常少。MSKCC 进行了一项 185 例患者、204 个与食管邻近的脊柱转移瘤的研究，SBRT 剂量为单次 24 Gy，根据（美国）国家癌症研究所通用毒副作用评分标准 4.0 对放射性食管炎进行评分[16]。中位

随访 12 个月时，有 31 例（15%）急性和 24 例（12%）慢性放射性食管炎。其中，3 级或以上急、慢性放射性食管炎 14 例（6.8%）。在 3 级或以上食管反应的病例中，中位的 $D_{2.5 cm^3}$（接受最高剂量的 2.5 cm^3 体积的最小剂量）、V_{12}（接受 12 Gy 以上照射的体积）、V_{15}、V_{20}、V_{22} 分别为 14 Gy、3.78 cc、1.87 cc、0.11 cc、0 cc。他们同时指出，最大剂量点剂量应低于 22 Gy。很重要的是，7 例出现 4 级及以上损伤的患者不仅有多柔比星、吉西他滨化疗后的放疗回忆反应，还有一些医源性食管操作的因素，如活检、扩张和支架置入。

在斯坦福大学的一项研究中，对距离食管小于 1 cm 的 31 例肺癌和脊柱肿瘤患者行 SABR，同时分析确定食管耐受剂量。分割方式包括 16~25 Gy 单次、8~12 Gy × 2、8 Gy × 3、6~12.5 Gy × 4、5~10 Gy × 5。其中，3 例发生放射性食管炎且 2 例死于气管食管瘘或食管穿孔（5级）。剂量学参数包括 D_{5cc}、D_{2cc}、D_{1cc} 和 D_{max}。当使用线性二次模型把剂量转化为单次放疗时，3 例患者的 D_{5cc}、D_{2cc}、D_{1cc} 和 D_{max} 分别波动于 10.7~16.5 Gy、13.7~18.2 Gy、15.7~19 Gy 和 18.5~22.8 Gy。当应用通用生存曲线（USC）模型做剂量转换时，对应的数值分别是 11.9~16.5 Gy、17.4~18.2 Gy、19~22.5 Gy 和 21~37.3 Gy。在没有确实的限制剂量之前，还需进行更深入的研究以获得数据和模型。这两项研究都建议最大剂量应 ≤ 20 Gy。

放射性神经丛 / 神经根损伤

靠近脊髓神经和神经丛的椎体接受 SABR 治疗时，这些结构容易受到放疗消融的损伤。尽管很罕见，但放射性神

经丛或神经根的损伤还是有所报道。在MDACC一项I/II期单次大剂量SARB治疗既往无放疗史的脊柱转移瘤的研究中，61例患者接受16~24 Gy放疗，10例发生轻度（1~2级）麻木和刺痛，1例L5发生3级神经根损伤[18]。Beth Israel Deaconess医院的研究发现，60例复发的硬膜囊外脊柱转移瘤患者接受SABR治疗后，4例出现持续的或新发的神经根损伤。所有这些患者的病变都有影像学进展，目前还不能确定这种并发症是源于肿瘤进展、脊髓神经放射损伤还是两者的共同作用。MDACC的研究人员发现，在59例脊柱转移瘤复发应用SBRT进行再放疗的患者中，2例发生3级腰段神经丛损伤[20]。

印第安纳大学的一项研究揭示了SABR治疗中臂丛神经的耐受剂量，对36例患者的37个肺尖部原发性肺癌病灶给予30~72 Gy/3~4f放疗。其中，7例出现2~4级臂丛神经损伤。限制剂量确定为26 Gy/3~4f，这与RTOG临床研究中的24 Gy/3f方案保持一致。当臂丛神经最大剂量>26 Gy和≤26 Gy时，两年臂丛神经损伤发生率分别为46%和8%。这项研究还证实锁骨下或腋下血管可以替代完整的臂丛神经来进行臂丛神经勾画。

避免并发症

为了使脊柱SABR造成的一系列并发症的发生风险降至最低，所有相关的可能受累器官（OARs）都应该勾画出来并对其剂量做出严格限定，包括脊髓、马尾、神经丛、神经根和食管。对于邻近的神经性结构，如脊髓和马尾，要求必须行MRI检查以完成精准勾画[22]。

定位CT图像与脊柱MRI（T1、T2序列）图像的融合会简化勾画过程。在勾画神经结构前，应对图像融合的质量进行严格核准。如果患者不能进行MRI检查或者术后体内有金属附件而脊髓显示不清时，CT脊髓造影可以用来勾画脊髓。图像中窗宽、窗位必须正确，这一点非常重要，因为不精准的窗宽、窗位会导致脊髓勾画不准确，进而导致脊髓剂量不准确。

SABR在治疗各部位肿瘤，特别是脊柱肿瘤时，体位的固定是非常重要的。许多可能受累器官，包括重要的神经结构如脊髓和神经根，与脊柱的临床靶区都十分接近，在SABR治疗脊柱转移瘤时，脊髓和靶区之间的剂量梯度十分陡峭，位置上的细微偏差会造成相应结构的剂量超量，有可能导致严重的神经系统并发症。当应用直线加速器（LINAC）进行SABR时，多伦多大学研究人员发明的近乎坚硬的体位固定装置（bodyFIX）（Elekta, Stockhdm, Sweden）的使用，与简易真空垫相比，可以进一步缩小分次内的体位移动，控制摆位误差在2 mm内[23]。

尽管我们采用最先进的设备和技术来减少患者分次内移动，但是这些移动还是存在的，特别是在治疗时间很长时。多伦多大学的研究人员评估了LINAC治疗系统并且指出，在应用BodyFIX的情况下，经过千伏级锥形束CT（CBCT）及六自由度床的校正[24]，可以将分次内的移动限制在1.2 mm和1度之内。为了保持精准度，每20 min重复一次CBCT来验证分次位置的变动是非常有必要的。新技术如容积旋转调强放射治疗（VMRT）和无均整器高剂量率模式（FFF模式），可以极大地缩短治疗时间，从而使分次内CBCT的重要性下降。随着CyberKnife的应用，室内立体kV级X线可以实时监测分次图像并反馈给安装在机架上的mini-LINAC，实现位置精度在1 mm和1度以内[25]。体位固定器对于这个系统来说是不必要的，当治疗实施要求非常严格时，CyberKnife有独特能力对LINAC进行重新定位。在评估SABR真正的脊髓剂量时，除去分次内患者的移动，脊髓的生理运动也可以造成不确定性和错误。考虑到以上提及的影响因素，我们应该考虑建立计划危险器官体积（PRV），以尽量降低由潜在错误造成的脊髓超量而导致RM的风险。尽管一些机构和RTOG都不使用PRV去设定脊髓的剂量约束，但作者常规用硬膜囊或者MRI/脊髓造影的脊髓勾画并外扩1.5~2 mm边界来限定脊髓剂量。

Sahgal等[6,7]建议，在无放疗史和再放疗时都采用硬膜囊勾画代替脊髓来进行剂量限制（表3.1，表3.2）。前述提到其中一位作者（Sahgal）严格按照以上建议，在过去的5年中治疗500多个病灶没有出现一例RM。另外两位作者（Lo和Chang）在既往常规放疗剂量≤45 Gy（1.8~2.0 Gy/f）的基础上给予再放疗时，使用的剂量限定为10 Gy/5f和9 Gy/3f，同样没有出现RM。使用gLQ模型对再放疗应用SABR时脊髓的耐受剂量的重新分析，得出了有别于以往的研究结果[10]。进一步扩大临床验证十分必要，以便指导临床安全治疗。目前，Sahgal等的研究结果代表了临床可用的最佳数据[6]。

如上所述，脊柱转移瘤SABR后导致VCF的多个危险因素已经被确认。应该避免单次剂量超过20 Gy[12]，对有上述危险因素的患者更应注意。对于先前存在骨折的患者，在SABR前行预防性椎体后凸成形术或者椎体成形术可以进一步降低骨折的风险，并且可以减轻机械性疼痛从而使患者能够更好地耐受后续的SABR治疗。对于爆发痛，多伦多大学进一步研究发现，解救性的类固醇治疗是有效的，而预防性使用类固醇效果最好。甲基强的松龙口服制剂更便于患者在SABR过程中使用。

食管靠近低位颈椎和胸椎前方，一般认为脊柱转移瘤的部分剂量会照射至部分食管。因此，把食管作为危险器官进行勾画并预测它的耐受剂量，对减少一系列严重并发症的发生是非常重要的。上述MSKCC的研究数据显示[16]，食管耐受剂量是体积依赖性的。其他增加严重放射性食管炎的危险因素，如SABR后以多柔比星或吉西他滨为基础的化疗或食管的外科操作，如果可能应该尽量避免。如果单次放疗不能很好地限制食管剂量，应用多分次照射的方案（3~5次）也可以减轻SABR造成的食管损伤。

神经丛和神经根容易在消融放疗中受到损伤。为了保护这些结构，需要对其进行认真、精准的勾画。这些结构在MR上更容易辨识，且MR可以和定位CT图像进行融合。应该尽最大努力去限制这些神经结构的照射剂量，尤其是那些会影响肢体运动功能的神经根和神经丛。臂丛神经的勾画图谱可以从RTOG网站找到（http://www.rtog.org/CoreLab/ContouringAtlases/BrachialPlexusContouringAtlas.aspx）。

表3.3列出了RTOG关于脊髓、食管、马尾和神经丛的剂量限值。这些剂量限值还没有经过临床的测试，并且在临床试验以外的使用也未被RTOG授权。

表3.3 RTOG临床试验中正常组织的约束剂量

危险器官	1次	3次	4次	5次
脊髓	RTOG 0631和0915：14 Gy（<0.03 cc或最大）/10 Gy（<0.35 cc）/7Gy（<1.2 cc）（只有RTOG 0915）	RTOG 0236和0618：18 Gy（最大）RTOG 1021：21.9 Gy（最大）/18 Gy（<0.35 cc）/12.3 Gy（<1.2 cc）	RTOG 0915：26 Gy（最大）/20.8 Gy（<0.35 cc）/13.6 Gy（<1.2 cc）	RTOG 0813：30 Gy（最大）/22.5 Gy（<0.25 cc）/13.5 Gy（<0.5 cc）
臂丛	RTOG 0631和0915：17.5 Gy（<0.03 cc或最大）/14 Gy（<3 cc）	RTOG 0236和0618：24 Gy（最大）RTOG 1021：24 Gy（最大）/20.4 Gy（<3 cc）	RTOG 0915：27.2 Gy（最大）/23.6 Gy（<3 cc）	RTOG 0813：32 Gy（最大）/30 Gy（<3 cc）
马尾	RTOG 0631：32 Gy（最大）/30 Gy（<3 cc）	—	—	—
骶丛	RTOG 0631：18 Gy（<0.03 cc）/14.4 Gy（<5 cc）	—	—	—
食管	RTOG 0631：16 Gy（<0.03 cc）/11.9 Gy（<5 cc）RTOG 0915：15.4 Gy（最大）/11.9 Gy（<5 cc）	RTOG 0236和0618：27 Gy（最大）RTOG 1021：25.2 Gy（最大）/17.7 Gy（<5 cc）	RTOG 0915：30 Gy（最大）/18.8 Gy（<5 cc）	RTOG 0813：PTV处方剂量105%（最大）/27.5 Gy（<5 cc）

*这些限制剂量还没有经过严格的临床试验证实，作者不对此剂量限制的应用承担责任

▦ 本章小结

脊柱转移瘤SABR主要并发症有RM、VCF、爆发痛、放射性食管炎和神经损伤[6, 7, 11~20]。确保椎体与危险器官之间有一定距离，这些并发症是可预测的。为了保证这些器官所接受的辐照剂量不超出它们的耐受范围，任何努力都应该尝试。在SABR安全实施的过程中，用坚固的体位固定装置限制患者分次内的体位移动是至关重要的。除了坚固的体位固定装置以外，分次内CBCT验证、VMAT和无均整器高剂量率模式（FFF模式）等新技术的使用大大缩短了治疗时间，也很好地解决了分次内患者体位移动的问题。

为了更精确地勾画脊髓轮廓，应将脊髓MRI、CT脊髓造影与定位CT进行融合。由于存在各种潜在错误，包括内在的技术不确定性和脊髓的生理性移动等，从脊柱CTV到脊髓给予一个陡峭的

剂量梯度时会有脊髓超量的风险。尽管许多机构和 RTOG 都仅仅勾画脊髓来控制放疗剂量，但更为谨慎的做法是在制订治疗计划时再外扩一个脊髓的安全边界。临床常用的是脊髓边界外扩 1.5~2 mm 形成 PRV 或用硬膜囊边界代替脊髓边界来确定放疗计划[3, 5, 22]。现在提倡的做法是用硬膜囊代替脊髓来进行剂量限制。

大部分脊椎压缩性骨折都有确定的风险因素[11-13]。最重要的影响因素是分次剂量，处方剂量 ≥ 20 Gy/f[12]，实际上是这种单次放疗方案的剂量应用问题。因此建议在脊柱转移瘤 SABR 时避免单次剂量 ≥ 20 Gy，特别是有 VCF 危险因素的患者。爆发痛是脊髓 SABR 常见的急性并发症，并且短疗程预防性地使用塞米松和甲基强的松龙可以阻止疼痛发生。许多研究发现，单次 SABR 后进行多柔比星或吉西他滨为基础的化疗或食管外科操作的患者会发生放射性食管炎。如果可能，这些治疗在 SABR 后应尽量避免。如果多柔比星或者吉西他滨为基础的化疗必须作为整体治疗方案中的一部分，建议在 SABR 前使用。多次放疗方案可以降低 SABR 食管损伤的风险。在脊柱 SABR 时，神经丛和神经根接受消融剂量的放疗时很容易发生损伤。为了保护这些结构，需要认真、精准地对其进行勾画。臂丛神经的勾画图谱可以从 RTOG 网站找到（http：//www.rtog.org/CoreLab/ContouringAtlases/BrachialPlexusContouringAtlas.aspx）。

肿瘤放射治疗协作组（RTOG）在 SABR 临床试验中已有关于 OARs 的一系列限制剂量（www.rtog.org）研究，但在很大程度上未经验证，在被作为常规应用前还需要更多的临床数据进行验证。

要点

- 所有相关的危险器官（OAR）如脊髓、马尾、神经根、神经丛和食管都应该勾画，并且每一个 OAR 都应该进行剂量限制评估
- 脊髓的 MRI（T1、T2 序列）图像应与定位 CT 图像进行融合
- 如果患者不能进行 MRI 检查或者术后体内有金属附件而脊髓显示不清时，CT 脊髓造影可以用来帮助勾画脊髓
- 在勾画神经结构前，应对图像融合的质量进行严格核准
- CT 脊髓造影的窗宽、窗位必须正确，这一点非常重要
- 体位固定对脊柱转移瘤的 SABR 来说是至关重要的，最好的实现方式是采用双真空系统装置
- 分次位置变化可以通过锥形束 CT（CBCT）实现，也可以应用 VMAT 和无均整器高剂量率模式（FFF 模式）缩短治疗时间来实现
- 随着射波刀（CyberKnife）的应用，室内立体 kV 级 X 线可以实时监测分次图像并反馈给安装在机架上的 mini-LINAC，实现位置精度在 1 mm 和 1 度以内
- 考虑到脊椎的生理移动，建立脊髓的 PRV 可以降低由于潜在误差导致的脊髓超量而带来的 RM 风险
- 根据实际患者数据而发表的脊髓限量的数据和指南，可用于指导治疗

计划的制订

- 另外两位作者（Lo 和 Chang）在既往常规放疗剂量 ≤ 45 Gy（1.8~2.0 Gy/f）的基础上给予再放疗时，使用的剂量限定为 10 Gy/5f 和 9 Gy/3f，没有 RM 出现
- 建议在脊柱转移瘤 SABR 时避免单次剂量 ≥ 20 Gy，特别是有 VCF 危险因素的患者
- 对于爆发痛，解救性类固醇治疗是有效的，预防性使用类固醇也可以考虑
- 把食管作为危险器官进行勾画并预测它的耐受剂量，对减少一系列严重并发症的发生是非常重要的
- SABR 后，以多柔比星或吉西他滨为基础的化疗或食管的外科操作，如果可能应该尽量避免
- 如果单次放疗不能很好地限制食管剂量，应用多分次照射的方案（3~5 次）也可以减轻 SABR 造成的食管损伤
- 为了保护神经根和神经丛，需要谨慎而精准地对其进行勾画，最好是在 MRI 和定位 CT 融合图像上进行
- 应该尽最大努力去限制这些神经结构的照射剂量，尤其是那些影响肢体运动功能的神经根和神经丛
- RTOG 在 SABR 临床试验中应用的剂量限值是未经验证的，使用时应该非常谨慎

难点

- 如果 OARs 如脊髓、马尾、食管、神经丛和神经根在 SABR 治疗计划设计时没有被勾画出来，就会在无意中发生组织损伤；一旦超出 OARs 的剂量限值，就可能导致严重并发症
- 精确勾画脊髓和马尾对于脊柱 SABR 的实施非常重要，但是如果没有如像脊柱 MRI 这样的适用的扫描图像与 CT 图像进行融合的话，勾画将是非常困难的
- 金属植入物的伪影会干扰在 MRI 图像上脊髓的勾画
- 低质量的图像融合和不合适的窗宽、窗位会导致脊髓勾画的不精准，进而导致脊髓的剂量不精准
- 分次内患者的体位变化，脊髓的生理运动给脊髓实际照射剂量带来显著不确定性
- 对既往无放疗史和再放疗的脊髓限值仍然尚未确定，这对脊柱 SABR 的临床医生提出了更多的挑战
- 压缩性骨折和爆发痛这些并发症都可能在脊柱转移瘤 SABR 中发生
- 食管位于椎体前方，大部分在低位颈椎和胸椎区域前方，在消融治疗中很容易受损
- 靠近脊髓神经和神经丛的椎体接受 SABR 放疗时，这些组织容易受到放疗消融损伤

33

▮ 参考文献

5 篇 "必读" 文献

1. Sahgal A, Roberge D, Schellenberg D, et al; The Canadian Association of Radiation Oncology-Stereotactic Body Radiotherapy Task Force. The Canadian Association of Radiation Oncology scope of practice guidelines for lung, liver and spine stereotactic body radiotherapy. Clin Oncol (R Coil Radiol) 2012;24: 629-639

2. Sahgal A, Bilsky M, Chang EL, et al. Stereotactic body radiotherapy for spinal metastases: current status, with a focus on its application in the postoperative patient. J Neurosurg Spine 2011; 14:151-166

3. Sahgal A, Larson DA, Chang EL. Stereotactic body radiosurgery for spinal metastases: a critical review. Int J Radiat Oncol Biol Phys 2008;71:652-665

4. Masucci GL, Yu E, Ma L, et al. Stereotactic body radiotherapy is an effective treatment in reirradiating spinal metastases: current status and practical considerations for safe practice. Expert Rev Anticancer Ther 2011;11:1923-1933

5. Sahgal A, Ma L, Gibbs I, et al. Spinal cord tolerance for stereotactic body radiotherapy. Int J Radiat Oncol Biol Phys 2010;77:548-553

6. Sahgal A, Ma L, Weinberg V, et al. Reirradiation human spinal cord tolerance for stereotactic body radiotherapy. Int J Radiat Oncol Biol Phys 2012; 82:107-116

7. Sahgal A, Weinberg V, Ma L, et al. Probabilities of radiation myelopathy specific to stereotactic body radiation therapy to guide safe practice. Int J Radiat Oncol Biol Phys 2013;85:341-347

8. Wang JZ, Huang Z, Lo SS, Yuh WT, Mayr NA. A generalized linear-quadratic model for radiosurgery, stereotactic body radiation therapy, and high-dose rate brachytherapy. Sci Transl Med 2010;2:39ra48

9. Ohri N, Dicker AP, Lawrence YR. Can drugs enhance hypofractionated radiotherapy? A novel method of modeling radiosensitization using in vitro data. lnt J Radiat Oncol Biol Phys 2012;83:385-393

10. Huang Z, Mayr NA, Yuh WT, Wang JZ, Lo SS. Reirradiation with stereotactic body radiotherapy: analysis of human spinal cord tolerance using the generalized linear-quadratic model. Future Oncol 2013;9:879- 887

11. Boehling NS, Grosshans DR, Allen PK, et al. Vertebral compression fracture risk after stereotactic body radiotherapy for spinal metastases. J Neurosurg Spine 2012;16:379-386

12. Cunha MV, Al-Omair A, Atenafu EG, et al. Vertebral compression fracture (VCF) after spine stereotactic body radiation therapy (SBRT): analysis of predictive factors. Int J Radiat Oncol Biol Phys 2012;84:e343- e349

13. Rose PS, Laufer I, Boland PJ, et al. Risk of fracture after single fraction image-guided intensity-modulated radiation therapy to spinal metastases. J Clin Oncol 2009;27:5075-5079

14. Al-Omair A, Smith R, Kiehl TR, et al. Radiation-in-duced vertebral compression fracture following spine stereotactic radiosurgery: clinicopathological correlation. J Neurosurg Spine 2013; 18:430-435

15. Chiang A, Zeng L, Zhang L, et al. Pain flare is a common adverse event in steroid-naïve patients after spine stereotactic body radiation therapy: a prospective clinical trial. Int J Radiat Oncol Biol Phys 2013;86:638-642

16. Cox BW, Jackson A, Hunt M, Bilsky M, Yamada Y. Esophageal toxicity from high-dose, single-fraction paraspinal stereotactic radiosurgery. Int J Radiat Oncol Biol Phys 2012;83:e661-e667

17. Abelson JA, Murphy JD, Loo BW Jr, et al. Esophageal tolerance to high-dose stereotactic ablative radiotherapy. Dis Esophagus 2012; 25:623-629

18. Garg AK, Shiu AS, Yang J, et al. Phase 1/2 trial of single-session stereotactic body radiotherapy

for previously unirradiated spinal metastases. Cancer 2012; 118:5069-5077

19. Mahadevan A, Floyd S, Wong E, Jeyapalan S, Groff M, Kasper E. Stereotactic body radiotherapy reirradiation for recurrent epidural spinal metastases. Int J Radiat Oncol Biol Phys 2011;81:1500-1505

20. Garg AK, Wang XS, Shiu AS, et al. Prospective evaluation of spinal reirradiation by using stereotactic body radiation therapy: The University of Texas MD Anderson Cancer Center experience. Cancer 2011;117:3509-3516

21. Forquer JA, Fakiris AJ, Timmerman RD, et al. Brachial plexopathy from stereotactic body radiotherapy in early-stage NSCLC: dose-limiting toxicity in apical tumor sites. Radiother Oncol 2009;93:408-413

22. Lo SS, Sahgal A, Wang JZ, et al. Stereotactic body radiation therapy for spinal metastases. Discov Med 2010;9:289-296

23. Li W, Sahgal A, Foote M, Millar BA, Jaffray DA, Letourneau D. Impact of immobilization on intrafraction motion for spine stereotactic body radiotherapy using cone beam computed tomography. Int J Radiat Oncol Biol Phys 2012;84:520-526

24. Hyde D, Lochray F, Korol R, et al. Spine stereotactic body radiotherapy utilizing cone-beam CT imageguidance with a robotic couch: intrafraction motion analysis accounting for all six degrees of freedom. Int J Radiat Oncol Biol Phys 2012;82:e555-e562

25. Ma L, Sahgal A, Hossain S, et al. Nonrandom intrafraction target motions and general strategy for correction of spine stereotactic body radiotherapy. Int J Radiat Oncol Biol Phys 2009;75:1261-1265

4

整块切除技术治疗脊柱转移瘤：技术要点与手术指征

原著　Ilya Laufer, Jean-Paul Wolinsky, Mark H.Bilsky

翻译　李　彦　刘忠军

■ 引言

William Enneking 等已经完整总结了原发性骨与软组织肿瘤的手术切除原则[1]。尽管原发肿瘤和转移瘤的治疗理念有所不同，但 Enneking 治疗策略阐明了手术边界的概念，也为转移瘤手术概念的发展提供了良好的理论支持。Enneking 治疗策略建议对原发高度恶性肿瘤进行根治性或广泛的整块（en-bloc）切除。整块切除的目的是完整移除肿瘤且不经过肿瘤组织。根治性边界切除强调了完整切除包绕肿瘤的解剖学间室；广泛性边界切除强调了保留肿瘤周围的正常组织结构；而边缘性边界切除则强调外科操作经过了肿瘤的反应区。在边缘性边界切除术后的肿瘤反应区内可能会残存肿瘤细胞的"卫星灶"，无论是边缘性或广泛性边界切除都不能避免跳跃性肿瘤病灶残留的风险。因此，对行非根治性切除术的原发恶性肿瘤患者，Enneking 建议继续行辅助治疗以控制跳跃性病灶并降低肿瘤复发的风险[1, 2]。

由于脊柱脊髓及其周围解剖结构的复杂性，使得在治疗脊柱肿瘤时 Enneking 治疗策略的应用受到了很大的挑战。绝大多数脊柱转移瘤最先累及椎体的骨组织，尤其以椎体后方最为多见[3]。当把单个脊椎节段视为一个独立的外科间室时，首先要充分了解其周围能够阻止肿瘤播散的组织以及肿瘤椎体外播散最可能的路径[4]。脊柱周围的屏障组织包括韧带（前纵韧带 ALL，后纵韧带 PLL，黄韧带，棘间韧带，棘上韧带），骨膜（椎体侧方，椎管周围，椎板、棘突的背侧和侧方）和椎间盘（软骨板，纤维环及髓核）。

对整块切除的肿瘤标本，应重点检查后纵韧带及侧方的骨膜组织有无肿瘤侵犯。前纵韧带、黄韧带和椎间盘是阻止肿瘤扩散的重要屏障。对肿瘤扩散方式的进一步研究表明，脊柱转移瘤垂直扩散的最常见途径是沿后纵韧带的侧方，其次是沿后纵韧带的中央部分。这是因为纵向走行的后纵韧带中央部分强韧而侧方部分薄弱。即使肿瘤扩散已突破解剖屏障，在一些肿瘤标本中仍旧存在肿瘤反应性纤维包膜。这种包膜的存在使得我们有可能根据 Enneking 原则实施边缘切除手术。然而对恶性肿瘤（包括所有脊柱转移瘤）而言，医师应重视肿瘤包膜外微卫星灶存在的可能性。

为了将 Enneking 分型的手术策略应用于脊柱领域，有学者于 1997 年归纳总结了两种分型。Tomita 等归纳了适用于脊柱转移瘤的解剖学分型[5]（图 4.1）：间室内（局限于椎体）、间室外（骨组织外转移）和多发跳跃性转移。该分型同时兼顾了矢状面上脊柱转移瘤的解剖形态（局限于椎体、累及椎弓根及椎板）。Weinstein BorianiBiagini（WBB）分型适用于原发性脊柱肿瘤。该分型在横断面上以类似钟表的方式将脊椎分为 12 个放射状区域，同时还以类靶环的方式分为 5

个区。基于此种分型方式，WBB 分型可以描述脊髓周围肿瘤的侵犯深度、解剖位置和骨外转移程度[6]（图 4.2）。两种分型的提出，都是为了给医生在描述脊柱肿瘤的解剖学特点和决定采取合理的手术边界切除方案的问题上提供一种通用的工具。尽管根治性切除或者完整的间室切除在脊柱是难以实现的，但对某些肿瘤来说，广泛或边缘性切除是可行的。

■ 手术技术

脊柱肿瘤的整块切除技术主要有三种：椎体切除术，矢状位切除术和后方附件切除术[6]。对局限于椎体中央部分的肿瘤可选择椎体部分或全部切除术；

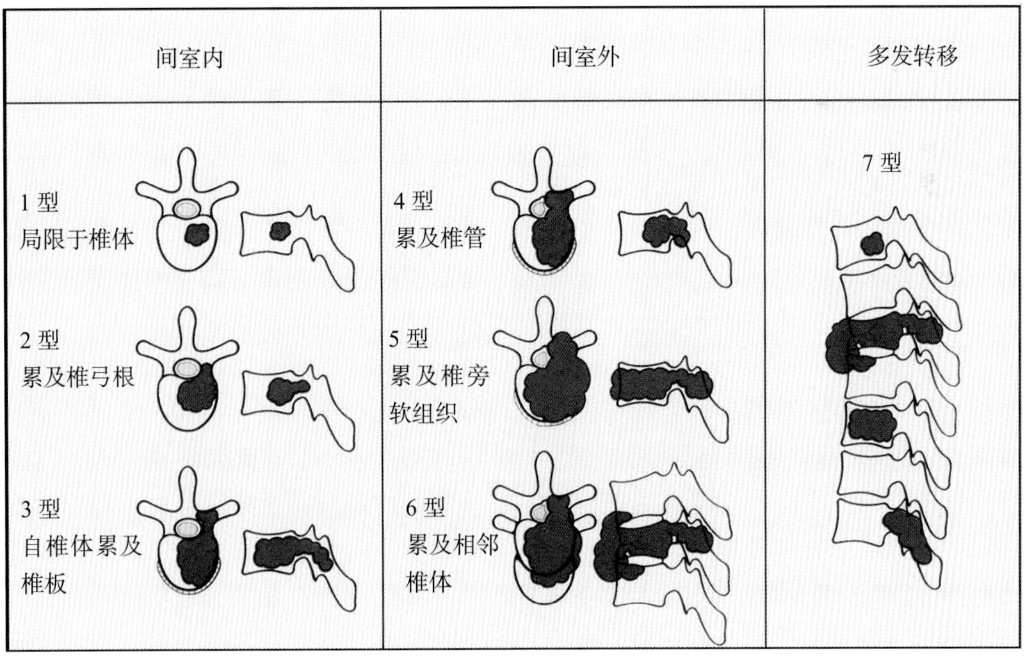

图 4.1 Tomita 脊柱肿瘤分型（引自 Kawahara N, Tomita K, Murakami H, Demura S. Total en bloc spondylectomy for spinal tumors:surgical techniques and related basic background. Orthop ClinNorth Am 2009; 40: 47-63.）

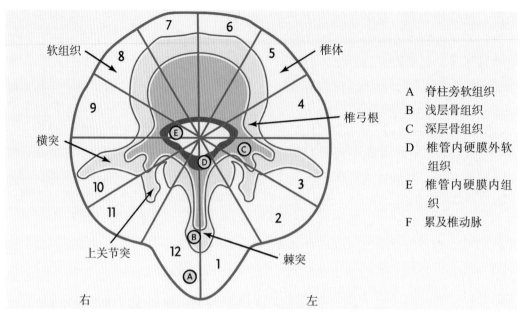

图 4.2　WBB 外科分型（引自 Boriani S, Weinstein JN, Biagini R. Primary bone tumors of the spine. Terminology and surgical staging. Spine 1997; 22: 1036-1044.）

对位于椎弓根、横突或偏椎体一侧的肿瘤，可通过经后方结构及椎体的矢状位截骨达到整块切除；对位于后方附件的肿瘤，可通过切断双侧椎弓根而达到整块切除[2]。在任何全脊椎切除的手术中都必须打开椎管才能安全显露脊髓。因此，在肿瘤环绕脊髓时，有计划的经瘤操作通常是不可避免的。

在脊柱肿瘤整块切除术前行血管栓塞，可以有效减少术中出血。Kawahara等认为，为了便于分离椎体的动脉与头尾侧血管，应对切除脊椎水平的双侧节段动脉进行栓塞[7]。该方法将有效减少因术中有意或无意的经瘤操作而引起的出血。三个节段的血管栓塞比仅栓塞受累节段的单节段血管更能有效地减少术中出血。术前的血管栓塞还可显示与包括Adamkiewicz动脉在内的脊髓前动脉相吻合的节段血管[8]。虽然一般情况下应保留 Adamkiewicz 动脉，但是 Murikami 等报道了一组 15 例病例，行全脊椎切除术中结扎该动脉后未出现神经功能恶化[9]。

肿瘤的解剖位置决定了手术入路。整块切除可单纯经后路或前路进行，有时需前后联合入路。联合入路可一期完成，也可分两期完成。脊柱肿瘤对周围软组织的累及范围、脊柱内固定重建的范围和方式影响联合入路的选择。一般来说，前后联合入路主要用于对腰椎肿瘤的整块切除。当大血管、节段动脉和胸腹部内脏器官可疑被肿瘤累及时，需一期行前路分离手术，二期后路整块切除肿瘤。前后路手术的入路顺序与肿瘤部位和解剖特点相关，应根据具体情况来决定。

后方入路需要显露肿瘤以上和以下的 2~3 个节段脊椎。侧方要求至少显露至肋骨两侧各 4~5 cm 或整个横突，显露节段应包括肿瘤所在节段及其邻近至少一个节段。切除肿瘤所在脊椎节段后方附件需要分离该节段头侧节段的棘突、下关节突和尾侧节段的棘突、上关节突。在胸椎，需要切除肋椎关节以远 3~4 cm 的肋骨以显露椎弓根。切除肋骨之前应先游离甚至结扎肋骨下方的神经血管束。为了保证经椎弓根截骨的安全，应沿关节突与椎弓根之间的峡部进行骨膜下游离。

在切除节段上下各 2~3 个节段进行后外侧椎弓根内固定。先临时固定一侧的棒，随后在对侧将整块切除的椎体旋转取出。截骨工具可以选择线锯、骨刀或电钻。当椎弓根被截断且受累的后方结构被从相邻阶段分离后，就可以将受累的椎弓根、横突、椎板和棘突一起整块切除。

术中显露切除节段的节段动脉十分重要。该动脉通常位于椎弓根外侧。应仔细辨认节段动脉的脊髓支并进行结扎。在胸段，为了方便椎体的环形显露，可结扎切断 T1 以下的神经根。双侧节段动脉自走行于椎体左前方的主动脉发出。钝性分离椎体周围的胸膜和髂腰肌时需特别注意，避免损伤节段动脉。为了避免血管壁撕裂至主动脉，可钳夹并结扎节段动脉。向头尾侧继续分离椎体与周围结构，直至椎体可被整块取出。为了保护椎体周围重要结构，可以使用有弹性的大拉钩将椎体隔离。

头尾侧的椎间盘是限制椎体肿瘤向头尾侧扩散的重要屏障。通常使用线锯或者骨刀将椎间盘切除[7, 8]。为了简化该步骤，研究者们发明了各种工具。如果选择从一侧切除，为了避免损伤硬膜，术者需了解椎体背侧的凹形表面形态并为线锯的使用留出安全的工作通道。切断前纵韧带和后纵韧带以完整松解肿瘤椎体，注意控制椎体后方的硬膜外静脉丛以减少术中失血。最后，小心用成角的剥离子钝性分离椎体与硬膜表面的 Hoffman 韧带。至此，肿瘤椎体被完整游离并可以绕过脊髓旋转取出。脊椎前柱的内固定重建可使用钛网或聚醚酮（PEEK）椎间融合器，前柱内固定的稳定性通过后外侧椎弓根螺钉加压来实现。重建前后柱结构时使用自体肋骨植骨以最大限度地提高融合率。最后，还可使用无菌蒸馏水和高浓度的顺铂溶液浸泡术野，以预防局部微小肿瘤病灶的残留。

如果需要首先分离肿瘤与重要胸腔或腹腔结构，那么在后方入路之前应先行开胸手术、腹膜后入路（L2-4）或经腹膜入路（L5）。前方入路的选择取决于手术医师的经验、喜好和所在医院的具体情况。手术方式可选择传统的切开手术或微创手术[10]。胸腔镜技术可使术者以微创的方式从腹侧结扎节段动脉而且术后不需要留置胸腔引流[11]。此外，患者取侧卧位也可以行前后联合入路手术[12]。

局部控制

脊柱转移瘤的整块切除术可以有效缓解神经症状并控制局部肿瘤复发（图4.3），文献中只有少数的复发报道（表4.1）。Murakami 等回顾性研究了 79 例胸椎整块切除患者的神经功能情况，其中 53 例是脊柱转移瘤患者[13]。患者中，46 例术前存在神经功能损害，其中 25 例术后的 Frankel 神经功能分级至少提高了一级，其余 21 例患者的神经功能也均有

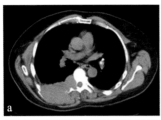
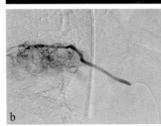
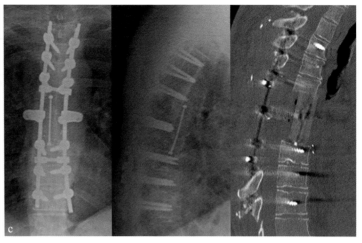

图 4.3　58 岁的老年男性患者。a. 单发肾癌的 T6、T7 脊椎转移合并右侧胸壁受累。b. 术前栓塞肿瘤供血动脉，术中行包括右侧胸壁受累组织的 T6、T7 全脊椎整块切除术。c. 内固定重建方式：后方在手术节段头尾各三个节段采用经椎弓根内固定重建，前方则以填充了同种异体骨的碳纤维材质钛笼重建。术后辅以传统的外放疗技术。该患者的最近一次随访时间是术后 39 个月，局部肿瘤无复发且无其他脏器转移（Johns Hopkins 大学的 Jean-Paul Wolinsky 提供）

表 4.1　病例超过 10 例以上且已发表的文献中报道的全脊椎整块切除术的疗效

作者	病例数	局部复发率	术中失血（mL）	手术时间（h）	并发症
Tomita（1994）	20	0	1650	7.8	10% 严重
Fourney（2001）	15	0	2100	10.6	27% 严重
Sakaura（2004）	12	17%	1925	7.3	未提供数据
Melcher（2007）	12	0	15PRBC，20FFP	9.2	1 例感染，1 例切口裂开
Li（2009）	32	3%	1536	7.7	18.75% 严重 9.4% 轻微
Demura（2011）	10	10%	1713	9.1	2 例胸膜损伤，1 例乳糜胸
Fang（2012）	17	0	1720	6.7	12%
Huang（2013）	14	0	2300	7.2	未提供数据

注：PRBC，压缩红细胞；FFP 新鲜冰冻血浆

一定程度的恢复。

Tomita 等报道了一组 20 例不同组织来源的脊柱转移瘤病例，整块切除术后无病例复发[5]。该组病例平均随访 9 个月（中位数），9 例存活（随访 8~30 个月）。该组病例中有 15 例在侧卧位下行一期前后联合入路，其中以肾癌转移为主。中位随访时间 6 个月，无病例复发，其中 2 例患者超过 2 年未见局部复发。Sakaura 等报道了一组 12 例整块切除病例，多数为乳腺癌、甲状腺癌和肾癌的脊柱转移[14]。总体生存率为 58%，存活病例的

中位随访时间为 61 个月，死亡者的中位随访时间为 23 个月。2 例患者在术后 25 个月后局部复发，回顾发现这 2 例在术前均存在椎旁软组织转移。8 例患者在术后（中位时间）5 个月时，肿瘤在其他部位发生了进展。

Melcher 等对 12 例单发脊柱转移瘤进行了整块切除手术，随访 2~75 个月，中位生存时间 29 个月，无病例局部复发[11]。4 例患者在术后平均 5.3 个月后出现远处转移，其中 2 例患者死亡。其他 8 例患者肿瘤无进展。Li 等报道了一组 32 例行整块切除术的脊柱转移瘤病例，多数原发灶为肾癌[15]。其中 26 例行全脊椎切除术，3 例行矢状位切除术，3 例行后方附件切除术。随访 16~66 个月，中位生存时间 40.1 个月，仅 1 例局部复发。Fang 等报道了一组 17 例行整块切除术的脊柱转移瘤病例，平均随访 15.3 个月，无局部复发病例[10]。59% 的患者死亡，平均生存时间 12 个月。Huang 等报道了一组 14 例行整块切除的病例，无局部复发病例[8]。该组病例随访 3~23 个月，平均随访 14 个月，5 例死亡。

有一些针对特定脊柱转移瘤的整块切除的病例报道。Demura 等和 Matsumoto 等研究了整块切除术治疗甲状腺癌脊柱转移瘤的疗效[16, 17]。Demura 等的研究包括 6 例滤泡状癌、3 例乳头状癌和 1 例髓样癌，中位随访时间为 54 个月。其中 1 例患者在术后约 3 年出现局部复发。3 例患者死亡，5 例患者带瘤生存，2 例患者无瘤生存。该组病例 5 年生存率为 90%。Mastsumoto 等的研究包括 6 例滤泡状癌和 2 例乳头状癌。2 例分别在术后 3.3 年和 8 年后局部复发，其中 1 例接受了二次经瘤刮除手术。平均随访 6.4 年，所有患者存活，5 例患者无瘤生存。

Murakami 等报道了 6 例肺腺癌脊柱转移整块切除的病例[18]。平均随访 46 个月，4 例存活患者均无局部复发。此外，还有一些对副神经节瘤、嗜铬细胞瘤和黏液脂肪肉瘤的脊柱转移瘤行整块切除术后长期疗效的个案报道。

并发症

脊柱肿瘤的整块切除术是一种非常有挑战性的手术，可出现严重的术中、术后早期和晚期并发症。文献中报道的平均手术时间为 6.7~10.6 小时，平均术中失血 1.5~2.3 L，并发症发生率为 10%~27%[5, 8, 10-12, 14, 15]（表 4.1）。Boriani 等研究了一组 134 例行整块切除的脊柱肿瘤病例的并发症发生情况，其中 44 例是脊柱转移瘤[19]。所有并发症被分为严重和轻微两种，严重并发症定义为显著影响术后康复进程的并发症。本组病例中，47 例患者（35.1%）发生了共计 70 起并发症。26 例患者发生了 41 起严重并发症，包括腔静脉或主动脉损伤、术中大出血、心肌梗死、肺栓塞、肾功能衰竭、硬膜下血肿、伤口深部感染和内固定失败。3 例患者（2%）死于手术并发症。轻微并发症包括脑脊液漏、轻微血管损伤、无症状的畸形、逆行射精和急性肾衰。前后联合入路的轻微和严重并发症发生率都明显更高。整块切除节段数越多，严重并发症的发生率就越高。

■ 手术指征

脊柱转移瘤的治疗目的包括控制局部肿瘤，保留乃至恢复神经功能和脊柱稳定性，控制疼痛。有效的治疗方式包括外科手术、放疗和化疗三者的多种组合。手术治疗指征包括脊柱失稳、神经组织受压和加强肿瘤的局部控制。Patchell 等进行的一项前瞻性研究显示，对伴有脊髓压迫的转移癌患者，外科手术联合术后放疗较单纯放疗疗效更佳[20]。然而，由于该研究采用了多种手术方式，难以判断哪一种最为理想。至今还没有比较各种手术方式的随机性研究报道。从现有的回顾性研究中也很难进行比较，因为各种辅助或新辅助治疗中所采用的放化疗方案种类繁多，且病源各异。

外科医师们提出了多种评估计分系统和决策流程图，以指导脊柱转移瘤治疗策略的制定。Tokuhashi 和 Tomita 评分系统通过预测患者的生存期来指导外科治疗策略的制定[21, 22]。Tomita 评分系统依据原发肿瘤类型、内脏转移情况和骨转移数目决定治疗目的[22]。治疗目标包括长期、中期、短期姑息和临终关怀。对于以长期姑息为目的的患者，推荐采用广泛切除或边缘性切除的手术方式；以中期姑息为目的的患者，推荐采用边缘性切除或经瘤刮除的手术方式。在 Tomita 等的研究中，有 28 例治疗目标为中或长期姑息，患者接受了广泛性或边缘性切除的整块切除术，26 例患者无局部复发，其平均生存期为 38.2 个月。

Tokuhashi 评分评估患者的生活质量、脊柱和非脊柱的骨转移数目、内脏转移情况、原发癌类型和神经功能状态，并

据此将患者按照预期生存时间分为少于 6 个月组、6 个月至 1 年组和 1 年以上组[21]。依据不同的预期生存时间来选择采用保守治疗、姑息手术治疗或者切除性手术治疗。但是，该研究中的 246 例患者中，据此策略仅有 22 例接受了切除性手术治疗，且仅有 5 例行整块切除术。

尽管两个评分系统都采用了一些预测患者生存期的关键参数，但两者也都过于强调了手术治疗的价值而忽略了系统治疗和放疗的价值。

Gasbarrini 等在制定脊柱转移瘤治疗策略时，将肿瘤对放疗、化疗、激素治疗、免疫治疗的敏感性作为重要的参考依据[23]。当转移瘤对放疗和药物治疗不敏感时，建议行切除性手术：单发转移者行整块切除术，多发转移者行刮除术。在此策略中，手术与否主要取决于肿瘤对放疗和系统治疗的敏感性。对放疗和药物治疗难以有效控制肿瘤的患者，才推荐行整块切除术。

在过去的 20 年中，立体定向放疗技术（SRS）的发展极大地改变了肿瘤放疗敏感性的概念。除乳腺癌和前列腺癌外，多数转移瘤对传统的放疗技术敏感性欠佳。这种传统的放疗技术已经应用了数十年，以往都是用这种技术来判断肿瘤对放疗的敏感性[24]。SRS 的出现解决了多数肿瘤对放疗敏感性不强的问题，即使对传统的外放疗（cEBRT）敏感性差的一些肿瘤，SRS 在肿瘤的局部控制上也可以有较好的疗效。对无须外科手术固定减压和术后辅助治疗的患者，可以单独使用 SRS 治疗。对接受过放疗的肿瘤患者，SRS 可有效预防肿瘤复发。Gerszten 等报道了一组 500 例接受 SRS

的病例，在中位随访 21 个月后，肿瘤的局部有效控制率达到了 88%[25]。Garg 等报道了一组 63 例单独接受 SRS 的病例，在 18 个月的随访时，肿瘤的局部有效控制率也到达 88%。此外，肿瘤局部控制情况与放疗剂量有关。3 年的随访显示：在接受单次大剂量 24 Gy 的放疗后，局部肿瘤的影像学进展的发生率为 4%[27]。还有研究对接受了脊髓周围环形减压术而未切除受累的椎体或椎旁软组织的脊柱转移瘤患者，以 SRS 作为术后控制局部肿瘤的主要治疗方式，1 年后的结果表明单次放疗组局部肿瘤的进展率为 9%，大剂量多次放疗组局部肿瘤的进展率为 4%[28]。在以神经功能、肿瘤性质、机械稳定性和全身情况为依据制定的诊疗流程（NOMS）中，SRS 被认为是影响治疗决策的重要因素，更加强调放疗在局部肿瘤控制中的作用，而建议手术指征为脊柱失稳和脊髓受压[29]。

在生存期内实现肿瘤的局部控制是脊柱转移瘤手术治疗的主要目标之一。生存期的预测有相当大的困难，特别当全身治疗手段正处于快速发展阶段时。尽管目前已有的几个评估系统可以参考，治疗决策的制定仍要考虑到当前的多种治疗手段以及患者个体化的医疗和社会因素。对绝大多数的脊柱转移瘤患者而言，手术治疗目的为姑息性，且决策时要考虑预期生存期时间（数月至数年）和全身治疗的时机（开始及持续时间）。术后并发症带来的后果是综合治疗的延迟，疾病进展失去控制。因此，权衡术后并发症的风险和手术带来局部控制的收益是非常必要的。

脊柱转移瘤整块切除术后局部复发率极低，在 7 篇 10 例以上病例报道中，累计 122 例的患者中仅有 3 例（2%）复发[5, 8, 10~12, 14, 15]。其中部分患者进行了长期随访，结果显示整块切除手术指征的选择至关重要。然而，由于随访方法各异以及回顾性研究的局限性，这些研究的证据强度有限。此外，这类手术难度高，即便是在全球最有经验的医院，整块切除术后并发症发生率也高达 35%。

首先，整块切除手术旨在获得长期存活。其次，即便术前行栓塞术，术中仍很有可能出现大出血。这两条因素意味着绝大多数脊柱转移瘤不适合行整块切除术。而大剂量的 SRS 控制局部肿瘤疗效可靠且并发症发生率低，由此越来越多的医院已将其纳入治疗流程。对肾癌转移患者进行回顾性研究显示，SRS 和整块切除术的局部控制效果相当[30]。尽管该研究的证据强度有限，对于无明显硬膜压迫的单发肾癌转移，建议首选 SRS。随着 SRS 治疗在不同肿瘤的治疗中不断获得成功，目前已成为多数脊柱转移瘤的一线治疗手段。

对于多数无脊髓压迫的病例而言，放疗效果欠佳时可选择整块切除术。另一方面，对于有脊髓压迫的病例，仍建议手术联合放疗。对此类病例，如患者选择正确，整块切除术后肿瘤可获得有效的局部控制。而经瘤刮除脊髓周围肿瘤以达到脊髓环形减压的刮除术创伤较小，联合术后放疗也可实现有效的局部控制[28]。

▓ 本章小结

局部控制肿瘤是脊柱转移瘤手术治

疗的主要目标之一。治疗原发性骨肿瘤的经验证实在肿瘤包膜外的广泛切除十分重要，这一点也适用于部分脊柱转移瘤的治疗[5, 6]。整块切除技术的基本要求在不破坏肿瘤边界的前提下环形切除全脊椎，随后行内固定重建[7]。前路、后路或联合入路的选择取决于受累节段及椎旁肿瘤侵犯程度。整块切除术可有效控制局部肿瘤复发，但并发症发生率较高。因此对脊柱转移瘤患者而言，应权衡术后并发症的风险和术后有限生存期内长期控制局部肿瘤的收益。尽管较长的生存预期是整块切除术的适应证，但对多数此类患者而言，脊柱的 SRS 也是有效的治疗手段且可避免潜在的手术并发症。

要点

- 脊柱肿瘤的 WBB 外科分型和 Tomita 外科分型可以描述肿瘤的部位、骨内和骨外转移情况
- 整块切除技术包括椎体切除术、矢状位切除术、后方附件切除术和全脊椎切除术
- 术前血管栓塞可以有效减少术中经瘤操作的失血
- 术中需小心分离并结扎节段动脉
- 对仔细筛选的脊柱转移瘤患者，整块切除可长期有效地控制局部肿瘤复发
- 脊柱立体定向放疗控制局部肿瘤复发的疗效与整块切除术相当，而并发症发生率显著性降低，因此多数情况下应视为局部治疗更好的选择

难点

- 务必认真检查腹侧硬膜间隙，因为肿瘤扩散的最常见途径是经后纵韧带和椎体之间
- 为了将整块切除的肿瘤与硬膜分开，须结扎 Hoffman 韧带
- 在经背侧 1/3 椎体或椎间隙截骨时，需小心凹陷的椎体背侧与凸起的硬膜腹侧之间的交界面

■ 参考文献

5 篇"必读"文献

1. Enneking WF, Spanier SS, Goodman MA. A system for the surgical staging of musculoskeletal sarcoma. Clin Orthop Relat Res 1980;153:106-120

2. Enneking WF. A system of staging musculoskeletal neoplasms. Clin Orthop Relat Res 1986;204:9-24

3. Sasagawa T, Kawahara N, Murakami H, et al. The route of metastatic vertebral tumors extending to the adjacent vertebral body: a histological study. J Orthop Sci 2011;16:203-211

4. Fujita T, Ueda Y, Kawahara N, Baba H, Tomita K. Local spread of metastatic vertebral tumors. A histologic study. Spine 1997;22:1905-1912

5. Tomita K, Kawahara N, Baba H, Tsuchiya H, Nagata S, Toribatake Y. Total en bloc spondylectomy for solitary spinal metastases. Int Orthop 1994;18:291-298

6. Boriani S, Weinstein JN, Biagini R. Primary bone tumors of the spine. Terminology and surgical staging. Spine 1997;22:1036-1044

7. Kawahara N, Tomita K, Murakami H, Demura S. Total en bloc spondylectomy for spinal tumors: surgical techniques and related basic background. Orthop Clin North Am 2009;40:47-63, vi

8. Huang L, Chen K, Ye JC, et al. Modified total en bloc spondylectomy for thoracolumbar spinal tumors via a single posterior approach. Eur Spine J 2013;22:556-564

9. Murakami H, Kawahara N, Tomita K, Demura S, Karo S, Yoshioka K. Does interruption of the artery of Adamkiewicz during total en bloc spondylectomy affect neurologic function? Spine 2010;35:E1187-El192

10. Fang T, Dong J, Zhou X, McGuire RA Jr, Li X. Comparison of mini-open anterior corpectomy and posterior total en bloc spondylectomy for solitary metastases of the thoracolumbar spine. J Neurosurg Spine 2012;17:271-279

11. Melcher I, Disch AC, Khodadadyan-Klostermann C, et al. Primary malignant bone tumors and solitary metastases of the thoracolumbar spine: results by management with total en bloc spondylectomy. Eur Spine J 2007; 16:1193-1202

12. Fourney DR, Abi-Said D, Rhines LD, et al. Simultaneous anterior-posterior approach to the thoracic and lumbar spine for the radical resection of tumors followed by reconstruction and stabilization. J Neurosurg 2001;94(2, Suppl):232-244

13. Murakami H, Kawahara N, Demura S, Kato S, Yoshioka K, Tomita K. Neurological function after total en bloc spondylectomy for thoracic spinal tumors. J Neurosurg Spine 2010; 12:253-256

14. Sakaura H, Hosono N, Mukai Y, Ishii T, Yonenobu K, Yoshikawa H. Outcome of total en bloc spondylectomy for solitary metastasis of the thoracolumbar spine. J Spinal Disord Tech 2004; 17:297-300

15. Li H, Gasbarrini A, Cappuccio M, et al. Outcome of excisional surgeries for the patients with spinal metastases. Eur Spine J 2009; 18:1423-1430

16. Demura S, Kawahara N, Murakami H, et al. Total en bloc spondylectomy for spinal metastases in thyroid carcinoma. J Neurosurg Spine 2011; 14:172-176

17. Matsumoto M. Total en bloc spondylectomy for spinal metastasis of differentiated thyroid cancers: a long-term follow-up. J Spinal Disord Tech 2012; 10/17:1

18. Murakami H, Kawahara N, Demura S, Kato S, Yoshioka K, Tomita K. Total en bloc spondylectomy for lung cancer metastasis to the spine. J Neurosurg Spine 2010;13:414-417

19. Boriani S, Bandiera S, Donthineni R, et al. Morbidity of en bloc resections in the spine. Eur Spine J 2010;19:231-241

20. Patchell RA, Tibbs PA, Regine WF, et al. Direct decompressive surgical resection in the treatment of spinal cord compression caused by metastatic cancer: a randomised trial. Lancet 2005;366:643-648

21. Tokuhashi Y, Matsuzaki H, Oda H, Oshima M, Ryu J. A revised scoring system for preoperative evaluation of metastatic spine tumor prognosis. Spine 2005;30:2186-2191

22. Tomita K, Kawahara N, Kobayashi T, Yoshida A, Murakami H, Akamaru T. Surgical strategy for spinal metastases. Spine 2001;26:298-306

23. Gasbarrini A, Li H, Cappuccio M, et al. Efficacy evaluation of a new treatment algorithm for spinal metastases. Spine 2010;35:1466-1470

24. Gerszten PC, Mendel E, Yamada Y. Radiotherapy and radiosurgery for metastatic spine disease: what are the options, indications, and outcomes? Spine 2009; 34(22, Suppl):S78-S92

25. Gerszten PC, Burton SA, Ozhasoglu C, Welch WC. Radiosurgery for spinal metastases: clinical experience in 500 cases from a single institution. Spine 2007; 32:193-199

26. Garg AK, Shiu AS, Yang J, et al. Phase 1/2 trial of single-session stereotactic body radiotherapy for previously unirradiated spinal metastases. Cancer 2012; 118:5069-5077

27. Yamada Y, Cox BW, Zelefsky MJ, et al. An analysis of prognostic factors for local control of malignant spine tumors treated with spine radiosurgery. Paper presented at the

International Journal of Radiation Oncology, Biology, Physics, October 1,2011

28. Laufer I, Iorgulescu JB, Chapman T, et al. Local disease control for spinal metastases following "separation surgery" and adjuvant hypofractionated or high-dose single-fraction stereotactic radiosurgery: outcome analysis in 186 patients. J Neurosurg Spine 2013;18:207-214

29. Laufer I, Rubin DG, Lis E, et al. The NOMS framework: approach to the treatment of spinal metastatic tumors. Oncologist 2013; 18:744-751

30. Bilsky MH, Laufer I, Butch S. Shifting paradigms in the treatment of metastatic spine disease. Spine 2009; 34(22, Suppl):S101-S107

5

各部位手术入路

原著　Ioan Adrian Lina, Patricia L. Zadnik, Daniel M. Sciubba
翻译　李秀茅　姜　亮

引言

脊柱是继肺和肝之后第三常见的恶性肿瘤转移部位，据估计约有三分之一的癌症患者出现脊柱转移[1]。尸检报告证实，近 70% 的癌症患者在去世时已存在脊柱转移[2]。解剖上来讲，绝大多数脊柱转移瘤始于椎体，而非后方结构[3]。

脊柱转移瘤患者最常见症状是疼痛或神经功能障碍。为指导手术决策的制定，有必要通过 CT 扫描系统地检查胸、腹、盆腔等进行癌症分期，对原发肿瘤不明的患者还应行 CT 引导下细针穿刺活检。如转移瘤导致硬膜外脊髓受压，应给予大剂量地塞米松治疗；对此治疗敏感者，放疗可能会缓解症状[4]。辅助治疗的选择取决于肿瘤病理类型。例如，对于像小细胞肺癌、淋巴瘤和多发骨髓瘤等对放疗敏感的肿瘤，很少需要手术减压，因为单纯放疗就能在生命晚期为患者提供有效的姑息治疗。对放疗中等敏感的肿瘤有乳腺癌和前列腺癌等，而黑素瘤则对放疗相对不敏感。对于血供丰富的肿瘤如肾癌，应考虑术前血管造影加栓塞术，以减少术中切除时的出血[5]。不管何种病理类型，如果患者预期寿命长于 3 个月，均应考虑通过手术联合放疗进行治疗[6]。在一项具有里程碑意义的随机对照研究中，Patchell 等[7]比较了单纯放疗与放疗加手术治疗并发现，与单纯手术治疗相比，手术联合放疗患者的生存率提高了，而且吗啡和皮质醇激素的用量减少了。

多种评分体系可帮助指导手术决策的制定。其中，Tokuhashi 评分用于判断应选择切除手术还是姑息手术[8]。通过 Tomita 评分，可对患者全身脏器转移情况、骨转移情况以及肿瘤恶性程度进行评估，并据此确定治疗目标[9]。美国脊柱肿瘤研究组（The spine oncology study group, SOSG）提出的肿瘤性脊柱不稳评分（the spinal instability neoplastic score, SINS），可综合多种变量来判断原发或转移性病变造成的脊柱稳定性变化，包括稳定、即将出现不稳定（pending instability）或大体不稳定（gross instability）[10]。

对于预期寿命不足 3 个月的患者，复杂手术入路因需要较长康复时间而属禁忌，而放疗可作为姑息治疗用于缓解

47

疼痛[6]。对于广泛脊柱转移的患者，直接减压手术（如椎板切除术）加辅助放疗可改善神经功能，并减少对类固醇和阿片类止痛药的需求[7]。另外，还要考虑到手术干预后需等待伤口愈合，会导致放疗的推迟。根据文献，对转移瘤是否可行整块切除术存有争议。对于转移性疾病来说，肿瘤学治愈几乎不可能，因为微小的肿瘤灶很可能已广泛存在，但手术治疗或能使患者存活数年。在一篇文献系统性回顾中，Cloyd 等[11] 发现，

脊柱转移瘤患者全脊椎整块切除术后的 5 年生存率为37.5%。除了技术要求高之外，整块切除的主要风险还包括：神经损伤、出血过多、脊髓缺血或休克，以及肿瘤包膜破坏或病灶内刮除造成的肿瘤播散。因此，当制订整块切除方案时，必须与患者协商，了解其治疗目标与偏好。

本章回顾了脊柱各区域转移瘤的手术切除入路(图 5.1)，并描述了患者体位、手术入路以及常见的手术相关并发症。并发症总结详见表 5.1。

表 5.1　手术与相应并发症

手术入路	脊柱节段	优点	并发症
椎板切除	所有节段	·为脊柱外科医师所熟知 ·并发症风险低	·椎动脉损伤风险 ·不能减轻前方压迫 ·螺钉位置不当相关并发症
经口咽	C0–C3	·腹侧上颈椎入路	·学习曲线陡峭 ·康复时间长 ·并发症发生率高
Smith-Robinson	C3–T1	·显露充分 ·可达多节段	·食管和气管损伤风险 ·术后水肿可能需气管切开
颈前路联合胸骨切开	C4–T3	·可达颈胸交界段	·肺损伤和大血管损伤风险 ·手术具挑战性
活板门显露（Trapdoor）	T3–T4	·接近腹侧病变的最佳手术入路	·心包积血和肺损伤风险 ·累及胸腔
经椎弓根	T1–L5	·经后方环形减压	·植入椎间融合器可能需结扎神经根 ·术野受限 ·切开硬膜和脑脊液漏风险高
经胸入路	T5–T11	·椎体结构视野良好 ·减少脊髓操作	·气胸和血胸风险 ·漏气、肺不张等肺部并发症
经胸腹联合	T11–L1	·可达胸腰交界段	·切开膈 ·脾（左侧）和肾损伤风险
经腹膜后	L1–L5	·对重要结构干扰少	·输尿管和生殖股神经损伤风险

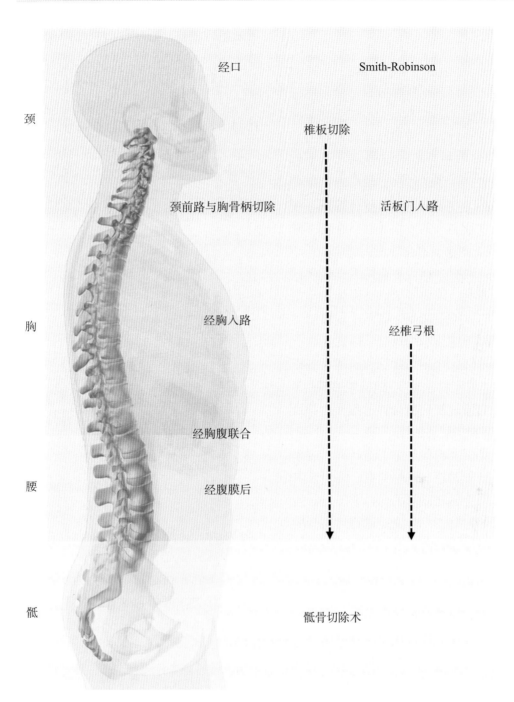

经口   Smith-Robinson

颈

                椎板切除

颈前路与胸骨柄切除   活板门入路

胸

        经胸入路   经椎弓根

        经胸腹联合

腰

        经腹膜后

骶

                骶骨切除术

图 5.1　各部位手术入路切除脊柱转移瘤示意图。各区域的不同入路可用于交界区手术（cross-junctional access）。黑色虚线箭头所指为常用于多个区域的手术入路

颈椎

颈椎转移仅占转移脊柱病变的10%~20%，但颈椎转移造成的颈椎不稳可导致严重的并发症[12]。超过90%的颈椎转移患者以非机械性颈部疼痛为主诉[13]，也有患者诉肩部牵涉痛。从生物力学来看，在下颈椎，转移瘤对椎体骨松质的溶骨性破坏增加了椎体塌陷、颈椎前凸曲度丢失的发生风险。在寰枢椎水平，C1侧块受累会导致头部旋转运动时疼痛。寰枢椎韧带复合体尤其是横韧带的稳定性，决定了C1/C2椎体的稳定性。寰枢椎椎管较宽，降低了转移瘤导致硬膜外脊髓压迫的风险，因此在该节段发生椎管狭窄更为常见的原因是寰枢椎向前方的半脱位[14]。颈椎伸屈侧位片可辅助判断颈椎向前滑移的程度，并最终确定颈椎的不稳区域。

当对颈椎转移瘤患者进行时，应采集完整病史并进行体格检查，来验证其主诉。颈脊髓病以双手无力而下肢功能相对正常为特征，可能是退行性病变的结果而与肿瘤转移无关。虽然影像学检查中最明显的表现是转移性病变导致椎体受累，但它不一定就是导致神经功能受损的唯一原因。颈椎前凸曲度丢失、椎间盘退变合并多节段椎管狭窄或者先天性椎管狭窄等，都可能是造成患者症状的主要原因，因此在制订手术计划时应考虑在内。对于颈椎前凸曲度丢失的患者，单纯后路复位和固定难以恢复解剖顺列，推荐采用前方入路。

后方入路

后路椎板切除或半椎板切除加内固定是治疗颈椎转移而前凸曲度尚存患者的常用手术方法。尽管颈椎后方结构很少被转移瘤累及，椎板切除减压或椎间孔切开扩大术可缓解脊髓病或神经根病且创伤较小。而内固定融合减轻了半脱位和不稳定相关的疼痛。评估内固定失败的风险时还应考虑到骨质问题，可用骨水泥加强螺钉把持力。

患者俯卧于手术台，由Mayfield固定器固定头部。沿中线切开，充分显露手术节段。分离椎旁肌肉组织，行骨膜下剥离，显露椎板。虽然切断C1和C2神经根是安全的，损伤C3~C7神经根则会导致严重的并发症，因此在权衡治疗方案时必须予以充分考虑。C3~C6可用侧块钉棒系统重建颈椎生理曲度。至于难复性脱位，则需行枕颈融合（occipitocervical fusion, OCF）内固定，手术显露范围更广泛，不在本章讨论范围之内。

颈椎手术的主要风险之一是椎动脉（vertebral artery，VA）损伤。Wright和Lauryssen[14]研究发现，在1 318例接受经关节螺钉固定手术的患者中，4.1%出现了椎动脉损伤。如该区域被肿瘤累及或有放疗史，可能会导致局部解剖异常或形成瘢痕组织，进一步增加椎动脉损伤的风险。因此，在行颅颈交界区内固定手术前，应考虑先行术前三维CT血管造影检查。如果术中发生椎动脉损伤，记得侧块螺钉可用于压迫血管、止血。此时不能取走椎动脉内的螺钉，也不要试图在对侧放置螺钉，因为双侧椎动脉均损伤会导致灾难性的神经功能后果。如果可能，应立即行血管造影检查，评估通过球囊阻塞、弹簧圈栓塞或支架置入进行腔内修复的可行性，以及对侧椎动脉的通畅性。

经口咽入路

经口咽入路（transoral approach）可显露中线旁15~20 mm腹侧的C1~C3[15]。该入路在转移瘤患者中不太常用，但可用于上颈椎病变导致的脊髓腹侧严重受压。采用该入路时，患者取仰卧位，颈部过伸10°~15°，由Mayfield三点头架固定。推荐术中用C臂透视定位。因体位摆放过程中颅颈关节的不稳定可能会加重，建议术前行颈椎过伸侧位X线片进行评估。术前和术中应预防性使用覆盖厌氧菌和口腔菌群的抗生素。通过纤维支气管镜引导气管插管或气管切开辅助呼吸，避免干扰手术区域。

如果有必要，可以将软腭从中线劈开，以扩大术野。尽管可以通过上颌骨截骨或下颌骨截骨获得更大手术空间，但术后恢复时间延长、并发症风险增加，对于转移瘤患者应慎用。采用经口咽入路手术强烈建议行后方固定，因为术中可能破坏翼状韧带、横韧带和前纵韧带，从而增加机械性不稳定[16]。因此，在寰枢椎常要用到枕颈融合（OCF）。不过，如果枕枢关节（occipitoaxial joint）仍然稳定，则应考虑C1–C2局部固定，以保护关节活动[17]。

经口咽入路的常见并发症包括舌下神经和舌神经损伤，由此导致吞咽困难和构音障碍。术中放置鼻胃管或经皮内镜下胃造瘘术（Percutaneous Endoscopic Gastrostomy, PEG），可为患者在术后短期内提供足够营养。与大多数脊柱手术一样，误切硬膜囊导致的脑脊液漏（CSF）可致严重并发症；如果可能，应直接修补，或者行脑脊液腰椎引流或分流术。脑脊液漏患者可能会诉头痛，且有发生脑膜炎的风险[16]。术中分离软腭可能会造成腭咽闭合不全，或软腭不能完全闭合导致吞咽时出现液体经鼻反流[18]。

Smith Robinson入路/前外侧入路

Smith和Robinson[19]最先描述了颈椎前外侧入路，可以从前方显露C3~T1。由于C6/C7的右侧有喉返神经经过，所以在该节段建议采用左侧入路。进行该手术时，将床头抬高30°，患者取仰卧位，头部由Mayfield头架固定并向切口对侧旋转15°，肩胛骨下垫横向软垫使颈部伸展。经鼻气管插管可使下颌骨完全闭合，从而改善手术显露。沿中线至胸锁乳突肌后缘做一3~5 cm切口，按照病变部位，可充分显露2~3个椎间盘节段（图5.2a）。然后，沿胸锁乳突肌前缘切开颈阔肌，向深面分离气管前筋膜，打开颈动脉鞘与气管食管之间的间隔层。在此期间，必须小心保护气管、食管和喉返神经。获得充分显露后，就可进行椎体次全切和切除术，再置入含异体骨的椎间融合器和前方固定板。当涉及3个或以上节段前方椎体次全切时，需同时进行后方固定，以确保稳定。如果存在严重后凸畸形或半脱位，可能需要牵引。

下颈椎的前外侧入路，创伤相对小，显露范围广，能满足多数颈椎疾患的需求。因为术后水肿可压迫气管和食管，所以术中可行气管切开、经皮内镜

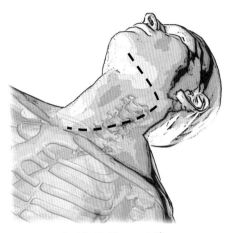

a Smith–Robinson 入路

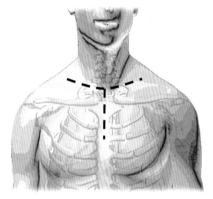

b 前方颈部切开和胸骨切开入路

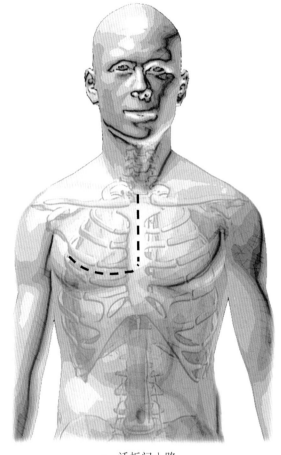

c 活板门入路

图 5.2 不同入路的手术切口标记。a. 针对中下颈椎的前外侧（Smith–Robinson）入路的"曲棍球棒（hockey stick）"样切口。b. 采用 T 形切口的前方颈部切开和胸骨切开入路。c. 活板门入路，切口延至第四肋间隙，可将胸壁牵开

下胃造瘘术（percutaneous endoscopic gastrostomy, PEG）或鼻胃管（NG）置管。对于术前接受过放疗的患者应给予特别关注，因为瘢痕形成和组织损害会显著增加并发症风险。前方内固定板造成的食管侵蚀（erosion）是一种罕见但严重的并发症，据报告发病率为 1.49%。术后应对患者进行长期随访，以发现是否出现任何与内固定物失败有关的症状[20]。

▮ 胸椎

胸椎的转移瘤占脊柱转移性疾病的 70%[3]。胸椎肿瘤的手术切除，其解剖学主要优势之一在于如果需要，可很容易地结扎神经根而不会造成严重功能损害。此外，由于有胸骨和肋骨的力学加强，胸椎比其他脊柱区域更为稳定。

颈前入路加胸骨切开术

该手术入路由 Rosen 等[21]最先描述，可直接显露颈胸交界段（高达 C4 水平）至 T3 椎体上缘。患者取仰卧位，肩胛下垫软垫使颈部轻微后伸。切口为 T 形，由距锁骨上方 1 cm 的横切口和起于胸骨中央的纵切口组成（图 5.2b）。完成显露后，切除一块矩形胸骨及手术侧锁骨的三分之一。虽然左侧入路可避免损伤右侧喉返神经，手术入路的选择还取决于肿瘤主要位于椎旁何侧。在下颈椎或上胸椎行椎体切除后，内固定如没有跨过颈胸交界区，往往会增加相邻节段的机械应力，导致相邻节段退变发生率增高。颈前入路加胸骨切开有助于获得良好的手术视野从而保障了颈胸交界区的钉板内固定。

因该手术入路的空间有限，如前外侧存在软组织团块，应被视为该入路的禁忌证。考虑到其相对狭小的手术空间及上胸腔的解剖复杂性，该手术入路对于大多数脊柱外科医师来说是一种挑战。必须告知患者有术中气管切开、胃切开造

瘘、肺损伤等的可能，有发生喉返神经麻痹的风险，以及大血管破坏的可能[22]。

临床病例

一位 39 岁乳腺癌患者，虽经化疗，仍出现了广泛骨和脊柱转移（图 5.3a）。溶骨性转移导致 C6 和 C7 扁平椎，椎体高度完全丢失。患者出现了截瘫，在接受放疗和支具固定后，恢复了行走的能力。为她提供的手术方案是分期手术，而术前先行 35 lb（约 15.89 kg）的牵引来逐步矫正其畸形。第一期手术包括左侧颈前入路和中央胸骨切除，达至左侧颈胸关节。然后通过肺动脉上方和无名静脉下方的"主动脉腔静脉窗"进行前方椎体次全切除。用高速钻石钻头去除 C6~T1 椎体。此外，还要行 C6~T1 神经根减压松解，以及 C5~T2 的钛网植入和接骨板固定。4 天后完成第二期手术，行 C5~T1 双侧全椎板切除术和 C2~T8 后方固定（图 5.3b）。治疗过程中患者出现面部水肿、双侧胸腔渗出和肺炎。患者转至康复中心继续治疗，术后存活 3 年半。

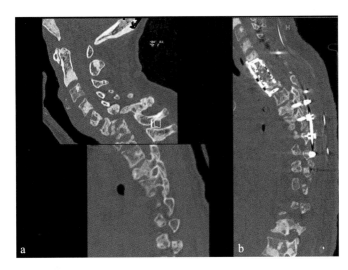

图 5.3　颈胸交界处转移灶。a. 一位乳腺癌颈胸交界转移患者的术前颈胸 CT 扫描组合图，显示 C6–C7 扁平椎合并局部后凸畸形和 4 度前滑脱。术中用高速钻石电钻去除 C6~T1 椎体。b. 在 C5~T2 前方置入钛网（cage）和支撑接骨板。4 天后，通过 C5~T1 双侧椎板切除和 C2~T8 后方固定，完成第二期手术

"活板门"入路

"活板门"（the "Trapdoor" app-roach）入路可以从双侧实施，与上述经胸骨入路不同的是，该入路的手术视野更大，可延伸至 T3–T4 区域。在解剖学上，T3–T4 区域隐藏在心脏和大血管后方，采用上述经胸骨入路无法触及。因此，活板门入路通过进一步打开胸腔而提供更靠侧方的术野显露，从而使松解腹侧结构成为可能。该手术中，患者采用与经胸骨切开入路类似的仰卧位。手术切口起自沿胸锁乳突肌内侧缘到胸骨切迹，然后向腹侧延伸至第四肋间隙上方（图 5.2c）。虽然与经胸骨入路类似，

该入路也需完全切开颈部，但不同之处是它不需要横断锁骨。随后，用胸骨牵开器打开"活板门"，进入胸腔。如需要，双腔气管插管可用于将同侧肺萎陷，显露 C4~T4 椎体以便植入椎间融合器（图5.4a）。

与其他前方入路不同，活板门入路保留了锁骨和胸锁关节。因涉及对大血管的操作和经胸腔的操作，尤其是术前曾接受放疗的患者，术后需要注意监测与心包积血有关的症状，包括心脏压塞、呼吸短促和胸痛等。治疗方法包括心包穿刺引流等。虽然并发症风险高和术后康复时间长是转移瘤治疗的潜在禁忌，

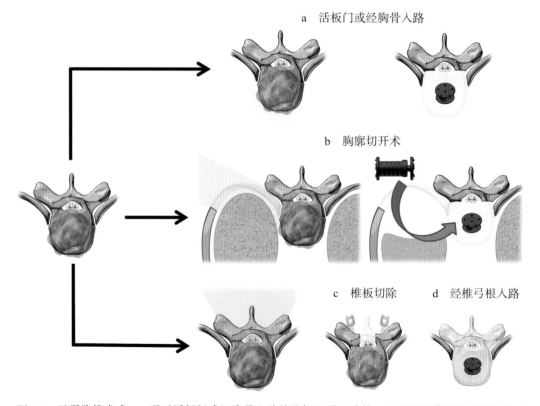

图 5.4 显露胸椎术式。a.通过活板门或经胸骨入路从腹侧显露上胸椎。b.通过胸廓切开（经胸）入路行腹侧减压、椎间融合器和支撑接骨板固定。c.通过椎板切除行后路减压和固定。d.通过经椎弓根入路行后路椎体切除和融合器植入

但该入路能为 T3-T4 椎体提供最好的前方视野。此外，部分外科医师更倾向于通过前外侧入路显露此脊柱区域[23]。

胸廓切开术（经胸入路）

胸廓切开术（经胸入路）通过提供开阔的腹侧手术空间，可显露同侧椎弓根、胸椎椎体、神经根以及椎管。与后路手术相比，经胸入路提供了更宽的视野，可以最大限度地实现减压，同时最大限度地减少为显露腹侧病变而对脊髓进行的操作。

患者取侧卧位，上肢外展使肩胛骨抬离胸壁。在肩胛骨下缘切开菱形肌和斜方肌，显露其下方肋骨。基于解剖学考虑，该入路可分为两种技术，即高位胸廓切开术（T5~T7）和低位胸廓切开术（T7~T10）。对于高位胸廓切开术，必须将肩胛骨移开。就其他入路而言，手术在哪一侧进行应由肿瘤病变位置决定，而在解剖学上多采用左侧入路，因为脾比肝脏易于牵拉，而且主动脉比腔静脉更容易修复。对于既往有胸部手术史的患者，则倾向于选择未手术侧入路，以避开胸膜粘连，以免增加术后发生气胸或血胸的风险。

为了充分显露病变节段的椎体，对于累及 T5-T6 的病变，相应节段的肋骨也要去除；而由于肋骨的曲度问题，对于累及 T7-T8 水平的病变，需去除高于肿瘤 1 个节段的肋骨；同样，对于累及 T9-T10 水平的病变，则需去除高于肿瘤 2 个节段的肋骨[23]。断开肋骨后，显露壁层胸膜，用自动拉钩牵开肋骨。用双腔气管内插管将一侧肺完全或部分萎陷。

壁层胸膜提供了一个解剖平面，术者可以将肺和壁层胸膜从术野轻柔牵开，显露受累椎体，然后用将病灶刮除或使用 Tomita 锯整块切除。如需要进行结构重建，可植入钛网（图 5.4b）。通过向胸腔灌入生理盐水检查气泡，评估是否有肺泡破裂漏气。手术完成时，可放置两根胸腔引流管：下胸腔引流管应置于纵隔后角引流出血，而另一根引流管应置于肺尖附近引流漏出的气体。

肺部转移导致肺功能受限是胸廓切开术的相对禁忌证。胸廓切开术并发症包括肺炎、气道阻塞、肺不张、气胸、胸腔积液和血胸等。在老年患者中，这些并发症的发病风险大幅提高，术前有必要仔细评估患者的肺功能。

经椎弓根入路

经椎弓根入路利用后方入路来显露腹侧病灶。该方法所需切口较小，当采用双侧椎弓根入路时可实现环形减压及钛网植入。患者取俯卧位，于中线处切开，包括病椎及头尾端各 2 个节段，切口长度取决于内固定长度。切除椎板，对脊髓背侧进行减压（图 5.4c），逐一去除关节突关节、邻近的横突及椎弓根，到达头侧及尾侧椎间盘。在确定后纵韧带与硬脊膜之间的间隙后，切断病灶上下椎间盘水平之间的后纵韧带。然后，将肿瘤和椎体刮除，直至有足够的空间植入可延长的人工椎体和异体骨（图 5.4d）。为确保人工椎体稳定，需将头尾端终板的软骨组织彻底去除。之后，再用椎弓根钉棒系统进行后方固定，以支持前方结构并防止上位相邻椎体向前滑移。

经后方入路将后纵韧带从硬脊膜上分离时需格外小心。如果存在肿瘤钙化或相邻节段椎间盘突出钙化，使后纵韧带和硬脊膜之间存在粘连，可能会导致意外的硬脊膜损伤。如造成脑脊液漏，形成脑脊液瘘或假性脑膜膨出，可用腰椎引流术对脑脊液进行分流。如对脊髓的操作造成硬膜外血肿，应立即予以清除。此外，由于手术空间的限制，钛网的植入往往具有挑战性。

胸腹联合入路

胸腹联合入路由低位后外侧胸廓切开和腹膜后入路联合组成，使胸腰椎段（T11~L1）得以显露。多倾向于从左侧进入。患者取侧卧位，由棘旁肌至肋软骨沿第 10 肋骨切开（图 5.5a，b）。因为膈附着于第 11 和第 12 肋，如需切除此两根肋骨，可环形切开膈，在切缘预留 2 英寸（约 5 cm）边缘，以便闭合伤口。用双腔气管内插管法将同侧肺萎陷并拉开，通过钝性分离至膈脚，由此引导进入腹膜后腔（图 5.5c）。切开同侧腰大肌的近端附着点，可增加对椎体的显露。术中应避免误入腹腔，如果发生，则应闭合或扩大破口，以防形成裂口疝而致肠绞窄。除了胸廓切开入路所具有的风险之外，胸腹联合入路还有损伤脾、肾和输尿管的风险。

临床病例

一位 47 岁男性患者因顽固性背痛，每天需应用大剂量的芬太尼贴剂。该患者既往有结肠癌转移病史，曾接受化疗和对 T12 病变的放疗。他左肺亦有一占位性病灶，怀疑为肺部转移瘤。影像学检查显示 T12 水平后凸畸形进行性加重并形成 T12 椎体楔形后凸。该患者接受

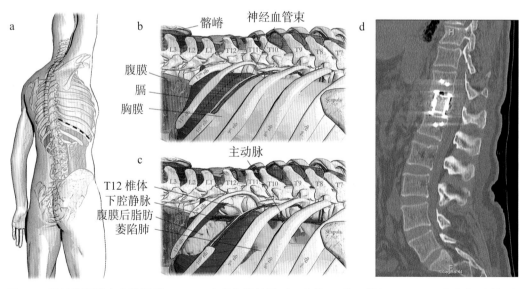

图 5.5　通过胸腹联合入路显露 T12。a. 患者上臂伸展开，在第 10 肋上做切口。b. 显露膈时，同侧肺被萎陷。c. 膈深方的腹膜后脂肪与腹膜一起牵开，以显露 T12 椎体（亮黄色显示）。d. 矢状位 CT 扫描证实结肠癌转移患者 T12 椎体切除后的椎间融合器和支撑接骨板植入

了手术治疗。术中影像学检查定位第10肋位置后，在其上做切口，切除该肋骨，进入胸腔。将膈从胸壁分离，在壁层胸膜上做矩形切口，将髂腰肌牵开，切除T11-12和T12-L1椎间盘，然后行T12椎体刮除术，直至后纵韧带获得明显减压。在T11和L1之间植入填有自体第10肋骨的钛网以恢复解剖顺列（图5.5d），并在T11~L1置板固定。最后放置胸腔引流，并用1-0缝线关闭膈。术后患者诉肺活量降低、憋气，3个月后去世。

腰椎

近五分之一的脊柱肿瘤发生在腰椎。腰椎的独特之处是，在脊髓圆锥以下，脊髓转变成分支状的马尾。在腰椎转移瘤患者中，先前存在的腰椎退变性侧弯和椎间盘病变可能会增加手术入路和计划的复杂性。如患者存在Cobb角大于30°、椎体侧方移位或严重的椎体滑脱等情况，则单纯减压可能会加重腰椎退行性疾病。临床评估和手术计划还需考虑合并疾病情况。如怀疑存在腰椎滑脱，建议拍伸屈位X线片。

后方入路（椎板切除术）

对于腰椎前方病变，后方入路足以完成姑息性治疗。通过椎板切除术或椎间孔切开减压术进行后方减压及固定，是最为人所熟知的术后并发症率较低的手术技术之一。然而，越来越多的证据显示，单纯采用椎板切除术进行减压来治疗神经源性疼痛，效果并不比放疗更佳[24]。

腹膜后入路

腹膜后入路通过提供前方通道来显露腰椎肿瘤，能有效切除病变，并恢复腰椎前柱结构的稳定性。患者取半侧卧位（45°），手术台腰部拱起以增大髂与肋骨之间的空间。以肿瘤为中心在第12肋和髂嵴之间做一侧面斜切口，沿该切口方向分开腹内斜肌和腹横肌，显露腹膜后脂肪，并将其与腹膜一同往前方牵开。确认椎体节段后，结扎该节段血管，以利于松解主动脉，显露椎体前方结构。然后，用钻石钻头对脊髓环周减压，行椎体次全切术。通过进一步倾斜患者体位来扩大视野，可避免对侧椎弓根切除不彻底。在切除前方椎体和相邻椎间盘后，小心地将后纵韧带与脊髓分离，以便显露双侧神经根，降低因神经根受压而出现根性疼痛的风险。

术中需注意避免进入肾周脂肪或腰大肌后空间。误入这两处区域多因为将其误认为腰方肌和腰大肌前的间隔层[23]。注意保护输尿管和生殖股神经，避免过度牵拉。与胸椎不同，腰椎前方入路面临的额外挑战是要尽可能地保留神经根。对于涉及低位腰椎手术，需考虑到主动脉在L4水平分成双侧髂总动脉。为显露L3-L4，可能需要血管外科医生来对大血管进行松解。

骶骨入路

尽管罕见，骶椎恶性肿瘤意味着一系列复杂的挑战。由于症状出现较晚，在明确诊断时，患者往往已存在较大肿瘤和一定程度的周围侵犯。如切除范围超出50%

的骶髂关节，需用经髂骨棒、股骨移植、髂骨和椎弓根螺钉等来进行重建[25]。

骶骨切除术已证实能有效治疗多种骶骨肿瘤，但是骶骨肿瘤切除相关文献涵盖的大部分患者为原发脊柱肿瘤。骶骨切除的层面（低、中、高或全骶骨）由诸多因素决定，包括肿瘤病理、神经根累及情况和手术后续目标等。了解骶骨血管的解剖是骶骨切除手术入路的关键。主动脉在 L3-4 椎间盘水平分叉为双侧髂总动脉，髂总动脉又在腰骶连接处分为髂内和髂外动脉。双侧输尿管横跨髂总动脉。髂总动脉发出的内侧和外侧骶动脉，常为骶前肿瘤的血供来源。臀上和臀下动脉也横跨骶骨。如损伤上述动脉，会导致严重的大出血。

由于大部分骶骨肿瘤都发生在腹侧，故典型的骶骨切除术多以二期手术的模式进行：先前路，再后路。前方入路的主要目的是显露肿瘤腹侧，游离与腹腔内脏和肠管的粘连，并结扎主要血管[26]。患者取仰卧位，从脐至耻骨联合做中线切开，显露腰骶前方区域。小心游离并保留输尿管和髂血管。可能需要血管外科医师协助松解大血管。如有必要，为了在后续放疗过程中保护肠管或者因为肿瘤已经侵犯肠管，可以在这一阶段行结肠造口术。

然后，显露骨膜并切开，接着沿中线截骨。找到腰干和腰骶丛，保留在骶骨翼侧面。如需行全骶骨切除，可在神经丛外侧找到骶髂关节行双侧骶髂截骨。然后切除 L5-S1 椎间盘和纤维环。可在血管结构和直肠后方放置硅橡胶膜以防粘连。如预计会有大块骶骨缺损，需准备肌皮瓣，如腹侧腹直肌肌皮瓣（VRAM）

等，由腹壁下血管供血。

大量出血可能会增加前路手术的复杂性，如有必要，可在第一期手术几天之后实施后路手术。对于该入路，患者取俯卧位，从 L2 至尾骨做中线切口。行 L5 和 S1 椎板切除术，显露马尾和神经根。然后行侧方骶髂截骨，与前方截骨相通。尽管鲜见诸文献，已有一些研究小组报道了将 Galveston L-rod 技术成功应用于脊柱骨盆重建[27]。用自体骨和脱钙骨填塞缺损处以促进融合，用腹直肌瓣实施缺损重建。将臀肌瓣向内侧移动，提供额外保护。也可采用一期后路手术实现骶骨切除，缩小伤口范围并降低了血管相关并发症的风险[28]。此外，如果肿瘤并没有累及超过 50% 的骶髂关节，可切除尾侧骶骨而无须脊柱骨盆重建。

骶骨切除术存在一些可能的相关并发症。骶神经根损伤，往往会导致泌尿系统、肛门直肠和性功能障碍。在一项研究中，Todd 等[29]认为至少保留一侧 S3 神经根，可为大多数患者保留满意的二便功能。为了能正常行走，则必须保留双侧 S1 神经根。此外，脊柱骨盆重建会导致丧失行走功能以及腰椎的垂直和旋转稳定性。伤口深部感染和深部伤口裂开的风险也有所增加。

■ 微创手术的作用

尽管还缺乏 I 类证据，微创手术（MIS）治疗脊柱转移性疾病可以降低出血量、手术时间和并发症发生率[30]。常见的微创方法，包括内镜、胸腔镜和腹腔镜，能够为脊柱各节段的椎体成形、椎体次全切和经皮螺钉固定等提供有效通道。

微创手术在减轻术后疼痛和降低伤口裂开等并发症发生率方面潜力巨大[21, 30]。特别是对于适合行辅助治疗的脊柱转移瘤患者，微创手术伤口较小，术后伤口愈合时间较短，可缩短从手术到开始化疗或放疗的时间。但是，这些微创入路的应用需经历陡峭的学习曲线，而且与开放手术相比其术野显露相对受限。此外，用微创手术行脊髓环形减压和固定来治疗肿瘤尚鲜见报道。因此，微创手术对于部分小心筛选出来的患者可能是一项有用的技术。

▓ 本章小结

　　鉴于多发病灶的存在，对转移瘤患者的治疗在很大程度上仍然是姑息性的。考虑手术干预时，主要目的有四个：缓解顽固性疼痛，保留或改善神经功能，纠正力学不稳，以及肿瘤控制。一般而言，脊柱手术入路可归为三类：前路、后路或联合入路。虽然转移瘤主要源自腹侧，直接显露脊柱前方的手术入路存在着若干技术挑战，包括手术入路有限、并发症发生风险增加、住院康复时间长等。以往，治疗转移瘤的主流技术是通过椎板切除和器械固定进行后方减压。不过，已有一些后方或后外侧入路方法被发展应用于脊髓环形减压。随着非手术治疗的不断发展，患者的中位生存期将逐渐延长，通过整块切除来实现疼痛的长期缓解将会越来越多。尽管本文所提到的一些技术难度很高，手术效果很大程度上还是取决于手术小组的经验。了解脊柱解剖学知识和如何正确处理术中并发症，是手术成功的关键。

要点

◆ 在对脊柱转移性肿瘤患者行手术干预之前，首先应充分了解局部解剖，以明确合并的退行性改变带来的影响

◆ 对于颈椎前方入路，应考虑术前气管切开术、经皮内镜下胃造瘘术（PEG）或鼻胃管置管，可为围术期气道水肿的患者提供呼吸和营养支持

◆ 在行血管内修复之前，损伤单侧椎动脉的侧块螺钉可对受损血管起填塞作用

◆ 采用胸部肿瘤入路时，可用双腔气管内插管使单侧肺萎陷

◆ 在胸椎，牺牲神经根可改善术野显露而不会造成明显的并发症

◆ 对于胸腰椎入路，主动脉比腔静脉更难损伤且更易修复，因此倾向于采用左侧入路

◆ 骶髂关节切除范围超过 50% 时，需行重建，可使用股骨或腓骨干移植、经髂骨棒和髂骨螺钉等

难点

◆ 食管穿孔是颈椎前方置板的少见的迟发性并发症

◆ 一侧椎动脉损伤时，对侧绝不能再置钉

◆ 血胸和气胸是胸廓切开入路的常见并发症，术后胸腔引流有助于降低相关风险

◆ 心包积血导致的心包压塞是胸骨入路少见的、威胁生命的严重并发症，可行心包穿刺引流术临时处理

■ 参考文献

5 篇 "必读" 文献

1. Marchesi DG, Boos N, Aebi M. Surgical treatment of tumors of the cervical spine and first two thoracic vertebrae. J Spinal Disord 1993;6:489-496

2. Galasko CS. Skeletal metastases. Clin Orthop Relat Res 1986;210:18-30

3. Perrin RG, McBroom RJ. Anterior versus posterior decompression for symptomatic spinal metastasis. Can J Neurol Sci 1987;14:75-80

4. Cavaliere R, Schiff D. Epidural spinal cord compression. Curt Treat Options Neurol 2004;6:285-295

5. Quraishi NA, Purushothamdas S, Manoharan SR, Arealis G, Lenthall R, Grevitt MP. Outcome of embolised vascular metastatic renal cell tumours causing spinal cord compression. Eur Spine J 2013 ;22(Suppl 1):S27-S32

6. Sciubba DM, Petteys RJ, Dekutoski MB, et al. Diagnosis and management of metastatic spine disease. A review. J Neurosurg Spine 2010;13:94-108

7. Patchell RA, Tibbs PA, Regine WF, et al. Direct decompressive surgical resection in the treatment of spinal cord compression caused by metastatic cancer: a randomised trial. Lancet 2005;366:643-648

8. Tokuhashi Y, Matsuzaki H, Toriyama S, Kawano H, Ohsaka S. Scoring system for the preoperative evaluation of metastatic spine tumor prognosis. Spine 1990;15:1110-1113

9. Tomita K, Kawahara N, Kobayashi T, Yoshida A, Murakami H, Akamaru T. Surgical strategy for spinal metastases. Spine 2001;26:298-306

10. Fisher CG, DiPaola CP, Ryken TC, et al. A novel classification system for spinal instability in neoplastic disease: an evidence-based approach and expert consensus from the Spine Oncology Study Group. Spine 2010;35:E1221-E1229

11. Cloyd JM, Acosta FL Jr, Polley MY, Ames CP. En bloc resection for primary and metastatic tumors of the spine: a systematic review of the literature. Neurosurgery 2010;67:435-444, discussion 444-445

12. Fehlings MG, David KS, Vialle L, Vialle E, Setzer M, Vrionis FD. Decision making in the surgical treatment of cervical spine metastases. Spine 2009;34(22, Suppl):Sl08-S117

13. Molina CA, Gokaslan ZL, Sciubba DM. Diagnosis and management of metastatic cervical spine tumors. Orthop Clin North Am 2012;43:75-87, viii-ix viii-ix

14. Wright NM, Lauryssen C; American Association of Neurological Surgeons/Congress of Neurological Surgeons. Vertebral artery injury in C1-2 transarticular screw fixation: results of a survey of the AANS/CNS section on disorders of the spine and peripheral nerves. J Neurosurg 1998;88:634-640

15. Hsu W, Wolinsky JP, Gokaslan ZL, Sciubba DM. Transoral approaches to the cervical spine. Neurosurgery 2010;66(3, Suppl):119-125

16. Hannallah D, Lee J, Khan M, Donaldson WF, Kang JD. Cerebrospinal fluid leaks following cervical spine surgery. J Bone Joint Surg Am 2008;90:1101-1105

17. Bhatia R, Desouza RM, Bull J, Casey AT. Rigid occipitocervical fixation: indications, outcomes, and complications in the modern era. J Neurosurg Spine 2013;18:333-339

18. Menezes AH. Surgical approaches: postoperative care and complications "transoral-transpalatopharyngeal approach to the craniocervical junction". Childs Nerv Syst 2008;24:1187-1193

19. Smith GW, Robinson RA. The treatment of certain cervical-spine disorders by anterior removal of the intervertebral disc and interbody fusion. J Bone Joint Surg Am 1958;40-A:607-624

20. Gaudinez RF, English GM, Gebhard JS, Brugman JL, Donaldson DH, Brown CW.

Esophageal perforations after anterior cervical surgery. J Spinal Disord 2000;13:77-84

21. Rosen DS, O'Toole JE, Eichholz KM, et al. Minimally invasive lumbar spinal decompression in the elderly: outcomes of 50 patients aged 75 years and older. Neurosurgery 2007;60:503-509, discussion 509-510

22. Resnick DK. Anterior cervicothoracic junction corpectomy and plate fixation without sternotomy. Neurosurg Focus 2002;12:E7

23. Fourney DR, Gokaslan ZL. Anterior approaches for thoracolumbar metastatic spine tumors. Neurosurg Clin N Am 2004;15:443-451

24. Klimo P Jr, Dailey AT, Fessler RG. Posterior surgical approaches and outcomes in metastatic spine-disease. Neurosurg Clin N Am 2004;15:425-435

25. Gunterberg B, Romanus B, Stener B. Pelvic strength after major amputation of the sacrum. An exerimental study. Acta Orthop Scand 1976;47:635-642

26. Fourney D, Gokaslan Z. Surgical approaches for the resection of sacral tumors. In: Dickman C, Fehlings M, Gokaslan Z, eds. Spinal Cord and Spinal Column Tumors: Principles and Practice. New York: Thieme Medical, 2006:632-648

27. Gokaslan ZL, Romsdahl MM, Kroll SS, et al. Total sacrectomy and Galveston L-rod reconstruction for malignant neoplasms. Technical note. J Neurosurg 1997; 87:781-787

28. Clarke MJ, Dasenbrock H, Bydon A, et al. Posterioronly approach for en bloc sacrectomy: clinical outcomes in 36 consecutive patients. Neurosurgery 2012;71:357-364, discussion 364

29. Todd LT Jr, Yaszemski MJ, Currier BL, Fuchs B, Kim CW, Sim FH. Bowel and bladder function after major sacral resection. Clin Orthop Relat Res 2002;397:36-39

30. Molina CA, Gokaslan ZL, Sciubba DM. A systematic review of the current role of minimally invasive spine surgery in the management of metastatic spine disease. Int J Surg Oncol 2011;2011:598148

6

脊柱稳定性重建与融合

原著　Rajiv Saigal，Dean Chou
翻译　韦　峰

▓ 引言

　　脊柱转移瘤手术曾是一个富有争议性的话题，因为既往椎板切除减压术和单独放疗相比没有明显优势[1-3]。然而，如今的脊柱转移瘤手术技术有了很大提高进步，可以切除转移灶并对相关节段固定以维持脊柱稳定[4]，神经功能的改善和疼痛的缓解效果较以往有了提高。2005 年，Patchell 等[5] 具有里程碑意义的研究根本性地改变了脊柱转移瘤的处理策略：对于伴有硬膜压迫、引起神经功能损害且预期存活时间大于 3 个月的患者而言，行脊髓环形减压手术结合术后辅助放疗是有意义的。

　　美国每年约有 25 000 例新发伴脊髓压迫症状的脊柱转移瘤患者[6]，这使合理选择脊柱重建和固定策略的重要性与日俱增。排在肺和肝之后，骨骼系统是位列第三的转移瘤好发部位，而脊柱又是骨骼系统中最常受转移瘤累及的[6]。当病变椎体被切除后，必须对脊柱进行重建以提供结构支撑。重建可选择前路、后路或前后路相联合的方式。脊柱重建的方法很多，从早期使用的 PMMA 联合 Steinmann 针[7] 或胸引管[8]，到现在流

行的扩张式钛网[9]。本书结合临床讨论术前规划，总结相关要点及每种重建方法的相关支持证据。

▓ 术前规划

　　脊柱重建的术前规划对手术成功至关重要。术前规划包括获取影像学资料，选择手术入路，决定行一期手术还是分期手术，考虑术前肿瘤栓塞，计划所需器械和设备，包括内植物及神经功能监测设备。

影像学检查

　　磁共振成像（MRI）、计算机断层扫描（CT）、X 线片可以为需要进行脊柱重建的转移灶切除手术提供各自特殊而又相互补充的信息。作为对肿瘤进行分期的重要检查手段，正电子发射计算机断层扫描（PET）和放射性核素扫描常可对伴有脊髓压迫的脊柱转移瘤进行初步诊断，但对术前规划的意义有限[6]。增强 MRI 有助于确定肿瘤边界和硬膜外脊髓受压程度。MRI 平扫可以明确转移肿瘤是局限于椎体内部还是已经累及后方结构。CT 对骨组织显像效果最佳，外

科医生可据此评估被肿瘤侵犯的骨组织和相邻节段骨骼的情况。术前对椎弓根大小和解剖关系的测量评估，有助于确定椎弓根螺钉的最佳直径、长度和进钉路线。CT脊髓造影可用于对MRI检查有禁忌的患者，如有心脏起搏器或脑深部刺激装置的患者。但作为一种侵入性检查，脊髓造影也有其相关风险。立位或坐位脊柱X线片可以提供卧位的MRI和CT不能提供的负重情况下状态的脊柱信息。如果可能，术前患者矢状位和冠状位极限平衡状态应通过负重条件下的X线片来测定，而不是根据卧位MRI和CT图像测定。

术前规划也包括决定术中需采用的透视方式。前后方和侧方C臂透视可满足绝大多数术中定位需要。术中CT（如果有条件）和导航系统可用于实时引导内植物植入和确定内植物位置是否合适。

手术团队

有条件的情况下，团队中最好有专门负责前路和侧路手术显露的医生。如需显露上颈椎前方，可能需要一名头颈外科医生负责完成经口入路的显露操作，包括劈开下颌骨。胸外科医生对于需劈开胸骨的胸椎前路手术是很重要的，对于采用侧方入路的胸椎手术也会有所帮助[10]。在采用前方经腹膜后入路时，可能需要血管科医生和普外科医生来完成手术显露。即使对于接受过前方和侧方入路操作训练的脊柱外科医生而言，手术中最好也由一名对于术中意外有经验的医生来完成显露，这样可以最大限度地保证患者安全。有关不同病变部位与

手术入路选择的细节已在第五章进行了讨论。

分期

对于手术时间较长或需采用多条解剖入路的手术，部分医生可能会考虑分期进行，以利于患者耐受，同时减少医生的操作疲劳。然而，越来越多的证据提示行前后路分期手术并无益处。行一期手术可以缩短总手术时间和总住院时间，减少出血，取得更好矫形效果。近期发表的一项对美国住院患者进行的统计显示，前后路分期手术的并发症发生率为28%，显著高于一期手术22%的并发症发生率。分期手术增加了静脉血栓形成和急性呼吸窘迫综合征的发生率，也并未提高患者总存活率。

血管造影与栓塞

对于富血供的肿瘤，医生应仔细考虑是否需术前行血管造影与栓塞。对于有必要进行栓塞的脊柱肿瘤，脊柱外科医生应咨询神经介入科医生的意见。血管造影对于识别Adamkiewicz动脉的节段和方位分布可以提供有用信息，特别是对于拟在T9和L2之间行前方或侧方入路手术的患者。但是，MRI和CT血管造影等侵入性更低的检查方法也可以提供相同的解剖学信息。对于特定的富血供的肿瘤，如肾细胞癌、甲状腺癌、肝细胞癌或血管外皮细胞肿瘤，术前栓塞可以减少出血，提高安全性并缩短手术时间。但是，栓塞本身也有造成神经功能受损的风险。在一项研究中，12例行术前栓塞的患者中有3例（25%）出现

了神经功能损害。因此，术前栓塞的获益和风险应在操作前仔细权衡。

神经功能监测

术中神经功能监测在使用内植物的脊柱重建手术中应用广泛，虽然临床上仍缺乏其对于神经学预后方面作用的证据。对于没有或有部分感觉运动功能损害的患者，动作诱发电位（MEPs）和体感诱发电位（SSEPs）提供的反馈可有效帮助手术医生判断操作是否触碰神经根，虽然这些信号有假阴性的可能。对于转移灶压迫引起脊髓完全性损伤的患者，神经监测也许就没有必要了。但有些医生还是会通过测定动作诱发电位和体感诱发电位对体格检查做出的完全性脊髓损伤的结论进行再次确认。对于造成脊柱不稳定的病灶，术前仰卧位 MEPs 和 SSEPs 检查非常有必要，可以确认手术开始时体位是否已引起电位远离基线。此外，对植入螺钉行直接电刺激，可帮助医生确认是否有意外偏离预定钉道的情况。

■ 手术入路

前路

选择前方入路切除转移瘤受累椎体并进行前柱重建是非常常见的手术方式。对于经典的胸椎手术而言，前路椎体切除、减压、重建是必不可少的。前路手术主要的优势是可以直接处理病变节段，伤口愈合情况更好，承重柱的重建更符合生物力学的稳定性原则，需要固定的节段也更少。随着锁定接骨板和螺钉技

术的应用，椎体重建方式有很多种。

行前路手术之前需要仔细考虑相关解剖结构，常需要一名对相关解剖入路十分熟悉的医生辅助。涉及 T1、T2 的手术，需要显露颈部结构并行胸骨切开。涉及 T3、T4 的手术，从前方对颈部结构进行分离，通过部分切除胸骨和前侧方开胸切口，形成一扇进入胸腔的"活板门"。涉及 T5~T10 的手术因为前方有心脏、主动脉弓、大血管，不便行单纯前路手术，建议采用右侧开胸术式。涉及 T11~L1 的手术，需要采用前方开胸或前路经腹膜后入路。经腹膜后入路主要用于腰椎手术。

行椎体切除前，应仔细分离、结扎、离断周围血管。用纤维环刀、咬骨钳、刮匙去除病变节段两端椎间盘。去除软骨板时，应注意尽量减少对软骨下皮质骨的损伤。终板损伤会增加内植物下沉的风险。接下来进行椎体切除，去除转移瘤累及的组织。首先使用 Leksell 咬骨钳大块去除病变组织，使其结构得到相对更好的保留，便于病理诊断。高速磨钻（圆头或火柴头型头部）在去除椎体后部时非常必要，尤其在接近后纵韧带时。去除肿瘤时可用超声吸引装置辅助。手术中常需切开后纵韧带以显露硬膜和神经根。充分显露是充分减压的前提。

重建前柱的材料可以选择自体骨、同种异体骨、静态和可扩张钛网、PEEK 椎间融合器，以及 PMMA 骨水泥联合 Steinmann 棒。在钛网广泛应用之前，PMMA 常被用于填充椎体切除后的缺损，与发挥脚手架作用的 Steinmann 棒或胸引管联合使用。为方便植入，需要在上方

或下方椎体钻出圆柱形缺损，胸引管被修剪大小后并注满 PMMA[8]。PMMA 发生聚合反应会放热并使周围组织升温，此时建议用温生理盐水冲洗。PMMA 在终板表面广泛覆盖，减轻了内植物下沉，在受压时非常稳定。

使用可扩张钛网是更为现代的前柱重建方法[9]。由于使用更方便，能更好地保持椎体高度，改善矢状面序列和力学强度，可扩张钛网的应用日益广泛。与 PMMA 相比，其主要优点是可以更好地纠正矢状面序列，缺点是价格更高。

前柱重建完成后植入支持装置。前方锁定接骨板螺钉固定可避免上下方椎体脱位，同时稳定内植物[8]。与健康的胸腰椎相比，骨质较差或伴明显后凸的患者单凭前方固定无法恢复脊柱稳定性[17]，因此对于预期生存时间较长的患者，应考虑行额外后方固定。在进行胸腔内操作时，胸引管应在术后早期保留。

虽然可以进行直视下操作，前方入路胸椎体切除的方式仍有最高的并发发生率——39%（包括 3.5% 的再手术率和 1.5% 的死亡率）。外侧经胸膜外入路和肋横突关节切除入路并发症发生率相对较低，分别为 17% 和 15%[18]。虽然并发症发生率较高，部分研究表明 76% 的伴有神经功能损害的患者会在术后有所恢复[8]。

单纯后方入路

单纯后方入路胸腰椎重建可以选择肋横突关节切除入路、经椎弓根入路和外侧经胸膜外入路。这些入路方式都可以同时实现前柱重建[19]和后方支持[20]。

此外，由于并发症和肿瘤解剖边界的限制，有时不能选择前方经胸或经腹入路，此时也需要行单纯后方入路。三种入路所需切断的肋骨范围不同。标准的外侧经胸膜外入路需要切除多根肋骨并行胸膜剥脱，以显露脊柱。肋横突关节切除入路需要切除肋骨头。经椎弓根椎体次全切除入路完全通过椎弓根进行操作，不需要切断肋骨头或者剥脱胸膜。目前，多数情况下这三种术式的界限已经模糊，统一称为后外侧入路。手术中为了达到减压和重建的目的，所有需要切除的骨性结构都可以切除。

为了放置 PMMA 和 Steinmann 棒，常保留皮质骨部分边缘作为模子[21]。现代手术方式是从侧后方放置可扩张钛网。过去使用的 Luque 矩形模块和椎板下钢丝已被目前标准的椎弓根螺钉固定所取代。

前侧经胸入路

胸椎的侧方经胸膜外入路在经椎弓根椎体次全切除术时代之前曾引起医生的极大兴趣[14]。行此入路时，患者取俯卧位或四分之三俯卧位。通过术前 X 线透视确定病损位置。推荐使用冰球杆形（中线切口两段向侧方拐弯）或新月形切口。首先从中线剥离皮肤和筋膜。在病损水平侧方切开筋膜显露竖脊肌，对其进行剥离并牵开。在病损水平显露肋骨内侧段、肋横突关节以及肋椎关节并切除。切除肋骨时需仔细剥离壁层胸膜。追寻神经根经走行至椎间孔。去除同侧椎弓根后，便可以进行椎体切除和椎间盘切除的操作了，此时可以在直视脊髓的情况下处理病变节段[14]。可扩张钛网或其他内植物（包括切下的部分肋骨）可用于前柱重建。最后，因背侧已得到部分显露，椎弓根螺钉和棒可经同一入路置入。不幸的是，侧方经胸膜外入路手术并发症发生率高达55%，所以通常只有在其他入路确实不合适时才考虑此入路。

经椎弓根椎体次全切除术

在经椎弓根椎体次全切术中，可以通过开放式、小切口式或经皮技术置入椎弓根螺钉[22]。开放手术中，完全打开筋膜，沿骨膜下从椎板上剥离椎旁肌肉，将肌肉组织向侧方牵开，直视下显露置钉位点。选择小切口时，皮肤层从中线切开，但筋膜得以保留，然后在X线透视定位辅助或术中O臂CT导航下置钉。

选择正位X线透视辅助置钉时，Jamshidi针置入椎弓根侧缘，这与经皮置钉的方法是一样的。然后在正位透视辅助下前进约10 mm，注意不要在内侧及下侧突破椎弓根，此时应行侧位透视确认进钉通道是否合适。继续在正位透视辅助下前进至20 mm，此时再次行侧位透视确认针是否已穿过椎体后缘皮质。将钝头克氏针插入Jamshidi针，并前进至椎体75%的水平的深度。然后移开Jamshidi针，将一枚空心椎弓根螺钉套沿克氏针方向插入。为了避免克氏针不小心向腹侧移位，操作中应极其小心并反复透视。

对于导航下置钉，一个位于中线的皮肤切口就够了，同样不需要切开筋膜，并在尾端选择一个棘突放置参照标记物

后进行术中CT扫描。之后在术中影像导航系统帮助下钻出试验钉道。在导航引导下使用丝攻拓宽钉道并测量合适的螺钉尺寸，然后在导航下置钉。通常需固定病变椎体上下各三个节段；对于一些骨质条件较好的患者，也可选择只固定上下两个节段。需要谨记：牢固持久的内固定是这些患者最大限度缓解疼痛，维持生命质量的必要条件。

虽然可以选择小切口或经皮技术置入椎弓根螺钉，行经椎弓根椎体次全切除术仍需在中线切开筋膜。椎旁肌肉被剥开并向两侧肋骨牵拉。切除椎板后，用咬骨钳或磨钻进行椎体切除，直至前纵韧带。推荐使用尖端为火柴头样的磨钻以降低损伤腹侧组织的风险。根据手术目的可决定是否需要完全切除椎体。完成椎体切除前，应在对侧放置临时金属棒。

用Woodson骨膜起子或带倾角的刮匙从后方将椎体后壁和脊髓或硬膜囊分开并推向腹侧。如果椎体后方和后纵韧带有肿瘤侵犯，则应予以切除。这样同时也才能达到环形减压的目的[21]。在神经节近端离断已结扎的同侧神经根，为钛网的置入创建通道。后纵韧带完全游离并打开，然后去除腹侧和尾侧的椎间盘。然后需要建立通过肋骨头的通道，方法是切除肋骨头或用"活板门"的方式打开。后面一种方法可以避免剥离胸膜，通过临时牵开肋骨以方便钛网的置入[23]。可通过试模确定安全条件下最大钛网尺寸。最后，将可扩张钛网置于椎体次全切除后产生的缺损处并打开，通过X线透视确认内植物位置。临时棒被替换成最终

的金属棒，螺钉被锁死。对于预期寿命在 6 个月以上的开放手术患者，需要用自体骨或同种异体骨放置在金属棒下，以促进后方融合。图 6.1~6.6 为一个典型病例。

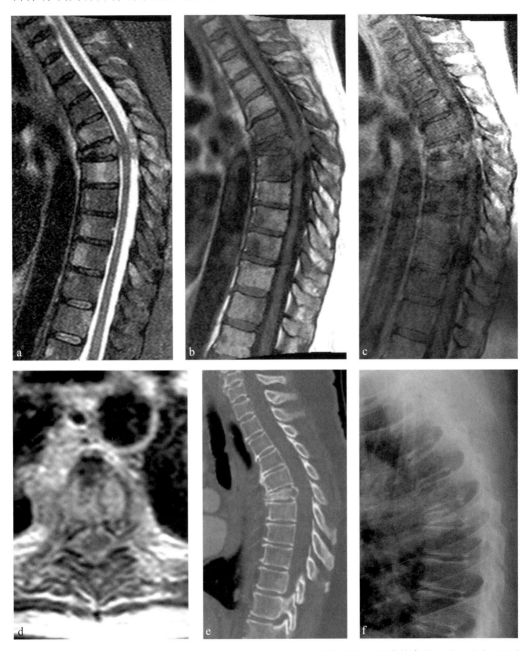

图 6.1　一位 58 岁女性患者的术前影像学检查，因转移性黑色素瘤产生硬膜外脊髓压迫，患者无法行走并伴有严重神经功能缺损。a. MRI 矢状位 T2 像提示 T6 病理性骨折伴有硬膜外脊髓压迫。b. 增强前矢状位 T1 扫描像。c. 增强后 T1 像显示 T6 和 T7 椎体有增强信号，同时 T6-7 后方引起硬膜外压迫的肿物也有所增强。d. 增强后 T6 水平横断面 T1 像显示硬膜环形压迫情况。矢状位胸椎 CT（e）和立位胸部侧位 X 线片（f）更清楚地显示了 T6 椎体的病理性塌陷及后凸畸形

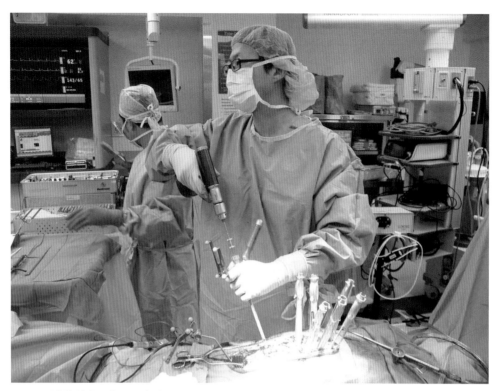

图 6.2　影像导航下椎弓根螺钉置入。这名医生在建立试验钉道时通过观察实时图像确认进针路线。钻头导向器连接红外线探测仪（粉红框架上的四个灰色球体）以确认空间位置。在获取术中 CT 图像之前，固定的弧形参照标志（蓝色框架上的四个灰色球体）被安放在尾端的一个棘突上。

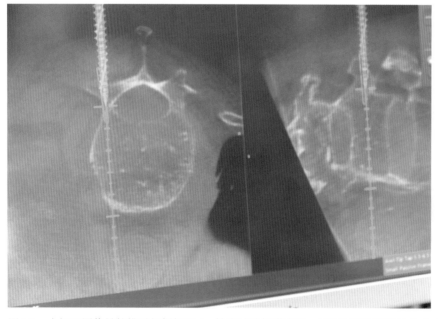

图 6.3　小切口图像导航椎弓根螺钉置入。钻出试验钉道之后，在导航辅助下用丝攻攻入椎弓根和椎体。左侧屏幕显示横断面图像。右方屏幕显示旁矢状面图像。椎弓根被穿过的部分为紫色，目前的进钉路线为绿色并有刻度

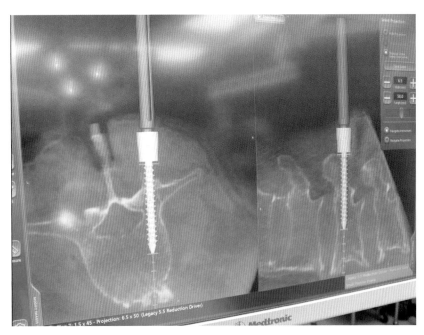

图 6.4 小切口图像导航椎弓根螺钉置入。丝攻拓宽钉道后，将椎弓根螺钉在导航辅助下置入。左侧屏幕显示横断面图像。右方屏幕显示旁矢状面。椎弓根被穿过的部分为紫色，置钉改锥为蓝色，目前的进钉路线为绿色并有刻度

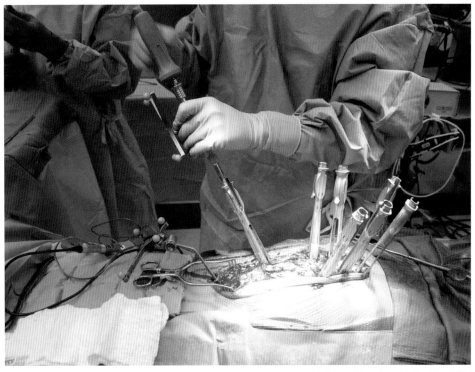

图 6.5 图像导航椎弓根螺钉置入。医生在置钉时通过观察实时显示器确定正确的进钉路线。置钉改锥和红外线感应器（深灰色框上的四个灰色球体）相连以定位空间位置。固定的弧形参照器（蓝色框上的四个灰色球体）被安装在尾端的棘突上（图左下方）

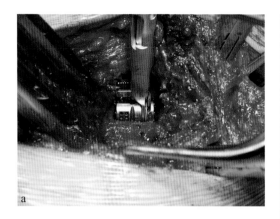

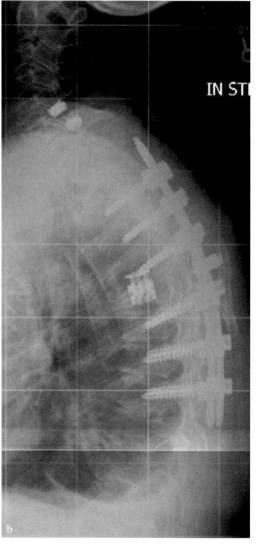

图 6.6 （a）术中照片。可扩张钛笼植入。
（b）术后影像。站立位前后位与侧位 X 线片显
示内植物位置良好，可扩张钛笼位于结构中央。
椎体切除水平上下三个节段置入椎弓根螺钉

在一项包含 80 例接受胸腰椎手术患者的单中心研究中，对单节段经椎弓根入路和单纯前路椎体次全切除术在术中出血、手术时间、并发症发生率方面的表现进行了对比研究，发现二者并无差异[20]。但是，前后路联合椎体次全切除与一期经椎弓根椎体次全切除相比，有更高的并发症发生率、术中出血量和更长的手术时间。

侧方入路

完全通过侧方入路行椎体次全切除和重建非常适合中段腰椎（L2~L4），此处不需要切断肋骨而且髂嵴不遮挡手术操作。前方重建可通过侧方小切口入路实现，具体细节在第七章讨论。

联合入路

生物力学

前后方联合固定与前方钛网置入加后方固定的方式相比，能提高约50%的强度。肿瘤侵犯后方组织时，前方植骨或放置钛网的同时应尽量行后方固定，这样可以提供必需的生物力学稳定性，并避免迟发性内固定失败。在行病理性后凸或交界节段手术以及多节段椎体切除术时，同时行后方补充固定是非常有必要的[5]。

后方补充固定在生物力学上比正常健康的运动节段和单纯前方固定更为稳固[17, 24]。当仅行侧前方椎体接骨板固定时，使用静态钛网和可扩张钛网在生物力学上没有差异。当同时行后方固定时，部分研究发现可扩张钛网对于轴向旋转、伸展以及侧向弯曲比静态钛网更稳定[24]，但是其他部分研究却表明二者在生物力学上没有差异[17]。另外，可扩张钛网的不同设计在结构的力学效果上没有差异[17]。

一期联合入路

肿瘤同时侵犯前柱和后柱时，应采用前后联合入路。对于T5~L4手术，侧卧位比俯卧位腹压更低，也更方便两组医生同时显露腹侧和背侧。切口为单独的前方开胸切口和后方的胸腰段正中切口。如果肿瘤侵犯肋骨，也应将其从侧方切除。椎板切除能显露硬膜外肿瘤，然后将其从硬膜或神经根上剥除。结扎相关节段的血管以减少肿瘤组织的血供，但不要在同一节段进行双侧结扎以保留脊髓血供。处理Adamkiewicz动脉时应

特别小心。将腹侧血管和组织从肿瘤组织分离。在切除椎体前，脊柱应从后方固定。后方固定可以在侧卧位情况下放置；如果手术床可以转动同时保护垫位置合适，也可在俯卧位放置。之后，在椎弓根附近从后向前沿对角线方向用高速磨钻（需要时可用超声吸引器）磨除病变椎体和周围肿瘤组织，使脊髓或硬膜得到环形减压。Fourney等的回顾性研究中，使用PMMA和胸引管实现前柱重建后行前方锁定接骨板和螺钉固定。这些脊柱转移瘤患者术后平均生存期为22.5个月。出现脊柱外转移是生存期较短的预测因素（平均17个月，没有脊柱外转移的平均生存期为47个月）；术前有神经功能缺损的患者中，62%在手术后获得改善，96%的患者在术后1个月的随访中疼痛明显改善，术后1年随访视觉模拟评分（VAS）中位数降至0。

▍ 本章小结

对于脊柱转移癌患者，脊柱固定/重建可以选择前方、后方、侧方或前后方联合入路。对于伴有因肿瘤压迫产生神经功能缺损、脊柱不稳，预期寿命在3个月以上的患者，经过仔细评估后进行肿瘤切除和脊柱重建可以减轻神经功能受损症状、疼痛，提高生存质量，甚至延长生存期。前路方式包括前路颈椎椎体次全切除，经胸椎次全切除，经腹膜外椎体次全切除。对于单节段、非交界节段，并且畸形程度轻微的患者而言，经过前方重建固定疗效满意。前后路联合固定最大限度地提供了生物力学

强度和稳定性。后方入路包括经胸膜外和经椎弓根（侧后方）椎体次全切除，同时置入可扩张钛网。经椎弓根方式通过单一入路同时达到了前柱重建和后方固定的目的。对于同时累及前方和后方的肿瘤，可以选择侧后方入路或在侧卧位下行前后联合入路。

要点

- 脊柱转移瘤 70% 位于胸椎，20% 位于腰椎，10% 位于颈椎，绝大多数转移至椎体而非后方附件结构。由于解剖结构的不同，需要选择不同的手术入路进行重建和融合（详见第五章）
- 脊髓环形减压结合术后辅助放疗适用于伴有硬膜压迫引起神经功能损害（包括疼痛）且预期存活时间在 3 个月以上的患者。由于微创技术的发展，手术适应证中最短预期寿命的限定可以适当放宽
- 对于富血供肿瘤，应评估是否行术前栓塞
- 由于原发肿瘤的消耗、营养状况不佳、辅助放化疗的副作用，脊柱转移瘤患者骨质情况往往不理想。因此，必须选择能充分保证生物力学强度的脊柱重建方式
- 椎体切除后会造成不稳定，进行脊柱重建可选择的材料包括自体或异体骨、PMMA、静态和可扩张钛网
- 对于有后凸畸形，交界节段病变，多节段椎体切除术，或预期寿命较长的患者，选择前路椎体重建时推荐同时行后方辅助固定

- 对于脊柱转移瘤患者，手术重建的目的主要是姑息性的，应做到保全神经功能，缓解疼痛，纠正不稳

难点

- 对于一般状况差，伴有严重并发症的患者，在进行谨慎的术前评估前不应盲目选择手术。不适合行脊柱固定重建的患者，仍有可能适合行经皮骨水泥加强或放疗
- 对放疗敏感的肿瘤如淋巴瘤、骨髓瘤首选放疗，除非脊柱不稳十分严重
- 单纯前方椎体重建而不行后方辅助固定，不适用于多节段椎体切除术、累及颈胸或胸腰交界处、伴严重后凸畸形或肿瘤累及后方附件的病例
- 经椎弓根椎体次全切严重影响脊柱稳定，应至少切除椎体上下各两个节段并放置横连固定。对于骨质疏松等骨质不良的患者，建议固定上下各三个节段

■ 参考文献

5篇"必读"文献

1. Bilsky MH, Lis E, Raizer J, Lee H, Boland P. The diagnosis and treatment of metastatic spinal tumor. Oncologist 1999;4:459-469
2. Young RF, Post EM, King GA. Treatment of spinal epidural metastases. Randomized prospective comparison of laminectomy and radiotherapy. J Neurosurg 1980;53:741-748
3. Black P. Spinal metastasis: current status and recommended guidelines for management. Neurosurgery 1979;5:726-746

4. Cybulski GR. Methods of surgical stabilization for metastatic disease of the spine. Neurosurgery 1989;25:240-252

5. Patchell RA, Tibbs PA, Regine WF, et al. Direct decompressive surgical resection in the treatment of spinal cord compression caused by metastatic cancer: a randomised trial. Lancet 2005;366:643-648

6. Witham TF, Khavkin YA, Gallia GL, Wolinsky JP, Gokaslan ZL. Surgery insight: current management of epidural spinal cord compression from metastatic spine disease. Nat Clin Pract Neurol 2006;2:87-94, quiz 116

7. Bilsky MH, Boland P, Lis E, Raizer JJ, Healey JH. Single-stage posterolateral transpedicle approach for spondylectomy, epidural decompression, and circumferential fusion of spinal metastases. Spine 2000;25:2240-2249, discussion 250

8. Gokaslan ZL, York JE, Walsh GL, et al. Transthoracic vertebrectomy for metastatic spinal tumors. J Neurosurg 1998;89:599-609

9. Viswanathan A, Abd-El-Barr MM, Doppenberg E, et al. Initial experience with the use of an expandable titanium cage as a vertebral body replacement in patients with tumors of the spinal column: a report of 95 patients. Eur Spine J 2012;21:84-92

10. De Giacomo T, Francioni F, Diso D, et al. Anterior approach to the thoracic spine. Interact Cardiovasc Thorac Surg 2011;12:692-695

11. Shufflebarger HL, Grimm JO, Bui V, Thomson JD. Anterior and posterior spinal fusion. Staged versus same-day surgery. Spine 1991;16:930-933

12. Passias PG, Ma Y, Chiu YL, Mazumdar M, Girardi FP, Memtsoudis SG. Comparative safety of simultaneous and staged anterior and posterior spinal surgery. Spine 2012;37:247-255

13. Wright N. Single-surgeon simultaneous versus staged anterior and posterior spinal reconstruction: a comparative study. J Spinal Disord Tech 2005; 18(Suppl): S48-S57

14. Resnick DK, Benzel EC. Lateral extracavitary approach for thoracic and thoracolumbar spine trauma: operative complications. Neurosurgery 1998;43:796-802, discussion 802-803

15. Charles YP, Barbe B, Beaujeux R, Boujan F, Steib JP. Relevance of the anatomical location of the Adamkiewicz artery in spine surgery. Surg Radiol Anat 2011;33:3-9

16. Fourney DR, Abi-Said D, Rhines LD, et al. Simultaneous anterior-posterior approach to the thoracic and lumbar spine for the radical resection of tumors followed by reconstruction and stabilization. J Neurosurg 2001;94(2, Suppl):232-244

17. Pflugmacher R, Schleicher P, Schaefer J, et al. Biomechanical comparison of expandable cages for vertebral body replacement in the thoracolumbar spine. Spine 2004;29:1413-1419

18. Lubelski D, Abdullah KG, Steinmetz MP, et al. Lateral extracavitary, costotransversectomy, and transthoracic thoracotomy approaches to the thoracic spine: review of techniques and complications. J Spinal Disord Tech 2013;26:222-232

19. Jandial R, Kelly B, Chen MY. Posterior-only approach for lumbar vertebral column resection and expandable cage reconstruction for spinal metastases. J Neurosurg Spine 2013; 19:27-33

20. Lu DC, Lau D, Lee JG, Chou D. The transpedicular approach compared with the anterior approach: an analysis of 80 thoracolumbar corpectomies. J Neurosurg Spine 2010;12:583-591

21. Akeyson EW, McCutcheon IE. Single-stage posterior vertebrectomy and replacement combined with posterior instrumentation for spinal metastasis. J Neurosurg 1996;85:211-220

22. Lu DC, Chou D, Mummaneni PV. A comparison

73

of mini-open and open approaches for resection of thoracolumbar intradural spinal tumors. J Neurosurg Spine 2011;14:758-764

23. Chou D, Wang VY. Trap-door rib-head osteotomies for posterior placement of expandable cages after transpedicular corpectomy: an alternative to lateral extracavitary and costotransversectomy approaches. J Neurosurg Spine 2009; 10:40-45

24. Knop C, Lange U, Bastian L, Blauth M. Three-dimen-sional motion analysis with Synex. Comparative biomechanical test series with a new vertebral body replacement for the thoracolumbar spine. Eur Spine J 2000;9:472-485

25. Peeling L, Frangou E, Hentschel S, Gokaslan ZL, Fourney DR. Refinements to the simultaneous anterior-posterior approach to the thoracolumbar spine. J Neurosurg Spine 2010; 12:456-461

7

脊柱转移瘤的微创治疗

原著 Meic H. Schmidt
翻译 祝 斌 刘晓光

引言

近年来，脊柱转移瘤的微创治疗（MIT）手段趋于多样化，许多相关学科的专家亦将各自学科的相关技术带入了本领域[1]。具体的微创治疗手段包括经皮技术（如影像引导下活检、栓塞、椎体成形及射频消融等）和微创手术技术（MIS）。目前 MIS 技术已经成为脊柱转移瘤 MIT 的关键治疗手段。

本章主要明确 MIS 的概念，MIS 技术对传统开放手术的辅助作用，分析MIS 技术的使用与评价的标准，概述前路与后路 MIS 技术，着重介绍经胸腔镜切除肿瘤的椎体切除术，最后介绍内固定重建技术。

什么是微创？

我们很难精确地给"微创（minimal invasive）"一词下定义，但是多数学者均认为"MIS"是一类旨在减少手术入路相关损伤的手术技术[2]。MIS 可以潜在地减少手术入路相关的并发症（如伤口感染），降低需要输血的可能性，促进康复以利于术后辅助治疗（如放疗、化疗）。

微创手术技术还使我们可以遵照"少即是多（less is more）"的原则，减少在靶点区域的手术操作。如果手术后的辅助治疗可能取得更好的疗效，则手术的必要性就值得考虑。例如，如果患者适合术后放疗，则手术只需对脊髓进行减压，而不必全部切除肿瘤[3]。在这种情况下，MIS 技术可以以更小的创伤获得与广泛切除手术相同甚至更好的疗效。Laufer 等[3]新近发表了一项研究，其中186 例脊柱转移癌患者接受"分离手术"，术后辅以适形放疗或高剂量单次放疗。虽然没有采取微创手术技术，但该"分离手术"理念是通过更少的手术创伤，取得相同或更好的脊柱肿瘤姑息治疗效果。手术中经侧后方切除肿瘤对硬膜囊进行减压，术后辅以放疗，放疗剂量不致损伤脊髓但对肿瘤细胞又具有细胞毒性。研究结果显示多数患者获得了良好的局部肿瘤控制，放疗后 1 年局部肿瘤进展累计发生率为 16.4%，仅有 4 例患者需要接受二次手术治疗。

尽管如此，我们还是很难获得"MIS"的准确定义，不同学者有各自不同的看法，同样也难以从生存质量和花费角度评估 MIS 的价值。下表中，我列举了用以分析、评估 MIS 手术技术治疗脊柱转移瘤的部分指标。虽然这些标准并不全面，但也可以用来评估和比较多种术式，如开放手术、小切口手术、内镜下手术及经皮技术。

微创手术技术的评价指标（意义与价值）

1. 减少手术导致的组织损伤
   a. 小而美观的皮肤切口
   b. 肌肉剥离少
   c. 骨质去除少
2. 可量化的临床获益
   a. 降低手术相关的死亡率和致残率
      i. 脑脊液漏，神经损害加重，不稳定
   b. 减少术中失血
      i. 减少异体血输血的需要
      ii. 减少采用自体血回收的可能
   c. 缩短住院时间
      i. 减少 ICU 住院天数
      ii. 减少总住院天数
      iii. 降低再入院率
   d. 恢复活动
      i. 减少康复需要
      ii. 减少物理治疗需要
      iii. 尽快恢复工作
   e. 降低感染发生率
   f. 降低再手术率
   g. 尽早开始术后辅助治疗
      i. 物理治疗，放疗，化疗

3. 临床有效性
   a. MIS 必须达到预期的手术目标
      i. 减压，重建稳定性
   b. MIS 必须取得同等或更佳的临床疗效
      i. 神经功能改善，疼痛控制
   c. 微创技术必须取得等同或更佳的影像学结果
      i. 融合率
      ii. 椎管减压
4. 社会经济学效益
   a. MIS 需提高疗效
      i. 疗效提高，按照上述评价标准（标准 1~3）
   b. MIS 必须性价比更高
      i. 花费的增加需要与后续花费的节约相平衡
      ii. MIS 相关的影像学检查花费
   c. MIS 必须有价值
      i. 价值 = 质量 / 花费

■ 后路及后外侧入路

后路手术用于椎板切除和经椎弓根的减压。显露更广泛的侧后方入路（如侧方胸腹膜腔外入路）则允许行更大范围的后路和前路减压，如更大范围的椎体切除术甚至整块切除术[4]。传统入路伴有广泛的软组织损伤，而新兴的 MIS 通道手术技术可以缩小手术切口[5~7]。

Deutsch 等[6]通过管状牵开器，使用 MIS 技术对 8 例胸椎转移癌进行了手术治疗（图 7.1）。采用了术中单侧或双侧 3 cm 皮肤切口，经椎弓根入路、经肿

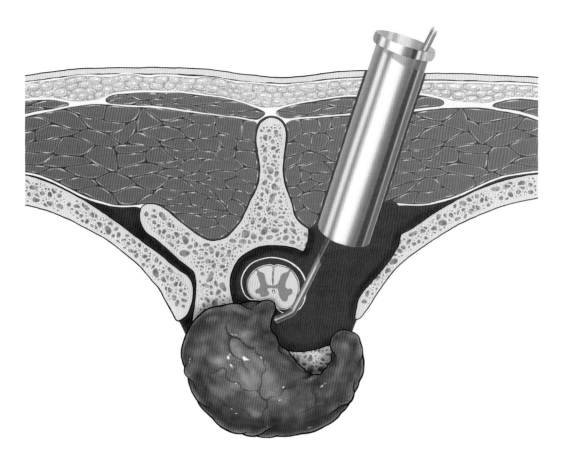

图7.1 微创经椎弓根入路椎体切除术示意图。借助侧方入路放置的通道，可以抵达脊柱的前方结构（犹他大学神经外科提供）

瘤行椎体切除及脊髓减压，最后用骨水泥做有限的稳定性重建。所有患者均未行内固定。平均手术时间和术中出血分别为 2.2 h 和 270 mL。平均住院日 4 天。术后 62.5% 的患者神经功能有改善且疼痛得到控制。所有患者均接受了术后放疗。无手术相关并发症发生。

Zairi 等[7]报道了 10 例胸椎转移癌。他们使用管状牵开器行椎体次全切除术。尽管做了经椎弓根的椎体次全切术，所有患者均未行前柱稳定性重建，但作者还

是通过后路经皮椎弓根螺钉固定来加强脊柱的稳定性（图 7.2）。平均手术时间为 170 min，平均术中出血为 400 mL。所有患者均未输血。患者平均住院日为 6 天。仅有的一例并发症是术后泌尿系统感染。80% 的患者术后神经功能 Frankel 分级提高至少一级。

上述两项研究均报道了较佳的影像学和临床结果，但病例数较少。值得注意的是，在上述两组病例中，明显的脊柱不稳定患者（如后凸畸形）被排除在

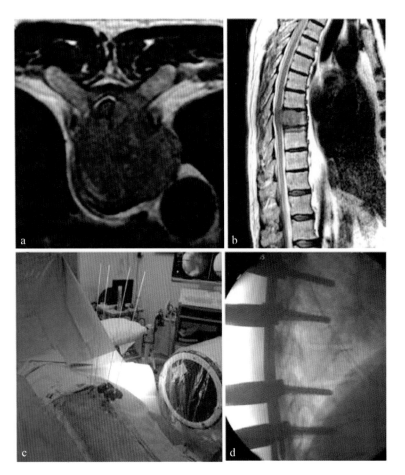

图 7.2 轴位（a）及矢状位（b）T2 加权 MRI 显示 T7 转移瘤导致的脊髓压迫。c. 为术中照片，经右侧入路，显示经皮导针。d. 侧位透视显示双侧椎弓根钉棒固定

外。后路手术的主要缺点是切口感染的风险较高，尤其肿瘤患者（接受免疫抑制剂治疗或术前放疗）的风险要更高。肿瘤患者发生感染可有生命危险，尽管可用抗生素，但肿瘤患者仍缺乏足够的能力抵御感染。而且一旦感染发生，往往影响下一步的辅助治疗，如放疗、化疗及实验性治疗。既往文献曾经报道肿瘤患者后路手术术后感染发生率可达 12%~32%，与接受放疗的时间相关[8]。与传统的开放手术相比，这些初步研究尚未能证实微创技术能够降低感染发生率。

前路和侧前方入路手术

传统的经胸腔前路手术

脊柱转移癌的手术治疗以往多采用经后路椎板切除入路，临床疗效并不满意，并且经常出现术后神经症状加重。多数脊柱转移瘤发于椎体，并且多伴有不同程度的脊柱不稳定。单纯的后路椎板切除间接减压有可能加重不稳定，这是导致术后疗效不佳的常见原因。与此同时，经胸腔前路手术和胸腹联合入路

手术在肿瘤切除、神经减压和前方的结构重建方面更具优势。经胸膜的胸腔前路手术使得术者可以直视下进行椎管减压和前柱重建，维持其稳定性。经胸腔前路手术可以通过切开膈肌（胸腰部入路），使手术范围延伸至上腰椎。

已有数篇经胸腔前路手术治疗脊柱转移瘤的病例系列报道，显示其可很好地控制疼痛、改善神经功能和维持脊柱稳定性。最大宗的病例报告之一是由 M.D. Anderson 癌症中心的 Gokaslan 等[9] 报道的。72 例脊柱转移瘤患者接受了传统经胸腔前路手术，进行了经胸腔椎体切除、减压、骨水泥重建和前路钉板内固定术，其中 7 例辅以后路内固定。研究发现，76% 的患者神经功能有改善；无法行走的患者中，77% 能够重新行走；原有脊柱疼痛的患者中，92.3%（60/65）的疼痛减轻。特别需要注意的是，在术后 1 个月时对患者进行随访评估其疼痛的程度，此时切口疼痛已缓解。尽管本组伤口感染率不足 1%（与其他后路手术相比感染风险低），但经胸腔切除入路相关的并发症（包括经胸腔前路手术术后的疼痛）发生率约为 17%。许多患者术后的疼痛特别剧烈，需麻醉镇痛药物来控制疼痛。

因为经胸腔前路手术技术会引起相关并发症，所以发展了一些前路的脊柱微创手术技术（见下表）。

为降低开胸并发症的发生率，微创开胸手术和胸腔镜手术技术均已被引入心胸外科手术。在过去的数年中，这两种技术也曾用于胸椎间盘突出症、脊柱骨折和脊柱肿瘤等脊柱疾病的治疗。这两种前路 MIS 技术的目标是在不影响脊柱手术安全性和有效性的前提下，降低

脊柱转移瘤的微创手术入路和技术
- 后路/后外侧入路
  - 经皮/小切口椎弓根螺钉固定
  - 通道减压
- 前路/侧前方入路
  - 小切口经胸腔手术（经胸膜，经胸膜外）
  - 电视胸腔镜手术

手术入路相关并发症发生率。在受累部位，要保证能够通过 MIS 技术完成椎体切除、椎管减压及固定和椎体间重建。

小切口经胸腔前路手术

目前的前路小切口微创手术入路多采用经胸腔或胸膜后入路。虽然大部分是小样本和回顾性研究，但均已证明小切口入路的可行性。Huang 等[10] 对 46 例脊柱转移瘤患者进行了回顾性研究：患者均行前路椎体次全切除术，其中 29 位患者采用小切口微创入路，17 例采用传统的经胸腔前路手术。两种手术方式的临床和手术效果类似，只有 6.9% 的小切口微创入路患者需要在重症监护病房观察 2 天以上，而传统的经胸腔前路手术患者则达到了 88%。Uribe 等[11] 报道了 21 例使用小切口经胸膜后入路切除胸部肿瘤的患者，其中多数没有转移，仅是原发于硬膜内或硬膜外的病变。手术时间、估计失血量和 ICU 观察时间分别为 117 min、291 mL 和 2.9 天。

在小切口经胸腔前路手术中，作者更喜欢使用 SynFrame 系统（SynFrame, DePhy Synthes, West Chester, PA）。Payer

和 Sottas[12] 报道了 37 例使用 SynFrame 系统的患者，其中 11 例有脊柱转移病灶。平均手术时间和平均失血量分别为 188 min 和 711 mL。2 例患者出现术后并发症。术后患者神经功能改善和疼痛减轻效果均十分满意。

小切口经胸腔前路手术最大的优势在于能够在显微镜或放大镜下给术者呈现脊柱的三维视野。同时，在术中可使患者的肺正常通气或至少能够部分通气。缺点是切口相对较长且需要切除部分肋骨。肋骨切除会引起术后疼痛并影响呼吸功能。另外的缺点是在该入路下难以使用合适的外科手术器械进行操作。因为从胸壁到脊柱距离较长，许多传统显微器械的长度不够；而用于胸腔镜手术的器械则太长，不适于显微镜下操作，并会干扰操作视野。通过使用放大镜或长焦显微镜可以解决这个问题，或者也可以结合放大镜和内窥镜获得更多的空间以利于使用较长的器械。

胸外科医生使用胸腔镜技术已有多年，通过此种技术可以避免传统开胸手术和小切口手术相关的切口并发症。目前胸腔镜也已被改进用于脊柱外科治疗

胸椎间盘突出和外伤性骨折的手术中。目前已有 3 篇文章报道了将胸腔镜用于包括椎体切除术在内的脊柱外科手术（表 7.1）[13~15]。文献报道这种手术方法主要的缺点就是在实施胸腔镜下椎体切除术和椎体间融合后难以维持局部的稳定性。为了解决这一难点，Beisse[16] 开创了一种内镜下侧前方钉板固定系统，术中内固定系统通过胸腔镜小切口置入。为了能用于脊柱转移瘤的治疗，我们在 Huntsman 肿瘤研究所和犹他大学（盐湖城，犹他州）的团队已对微创的胸腔镜手术技术进行了改进[17~23]。

使用胸腔镜的微创手术

与其他内镜下手术类似，该手术通过胸部的小切口进入胸腔，在特别设计的仪器下进行。胸腔镜小切口尽可能减少了对胸壁的切开与牵拉，通过减少失血量、降低术后疼痛程度、降低肺功能和肩关节功能障碍发生率、减少 ICU 住院日和总住院日显著降低了术后并发症发生率。自该技术发明以来，随着电视内镜技术的提高及手术器械和前路内固

表 7.1　胸腔镜椎体切除术

研究者	总例数 / 肿瘤例数	固定类型	平均手术时间	平均估算失血量（mL）	平均胸引管留置时间（天）	平均住院日（天）
McAfee 等（1995）[13]	15 例 VBR，8 例肿瘤	未使用	211 min	890（150~2 800）	1.22（1~3）	6.5（2~12）
Rosenthal 等（1996）[15]	28 例 VBR，4 例肿瘤	PMMA，Z 接骨板	6.8 h	1 450	未用	未用
Dickman 等（1996）[14]	17 例 VBR，7 例肿瘤	PMMA，Z 接骨板	347 min	1 117	2.8	8.7

VBR，胸腔镜椎体切除术；PMMA，聚甲基丙烯酸甲酯

定的发展，微创胸腔镜手术技术也在快速进步。许多以前只能在开胸手术下完成的操作，现在可以在微创胸腔镜入路下安全、有效地完成。

胸腔镜下的脊柱手术是一种可以替代传统开胸手术的微创技术，可用于肿瘤和椎体的切除、胸椎的切除、前路神经减压和侧前方脊柱稳定性的重建。手术的目的是切除肿瘤和病变椎体，减压前方椎管，通过侧前方内固定重建并恢复脊柱的生物力学稳定性。

术前规划

计划进行胸腔镜手术前，需要充分掌握患者胸腰段脊柱、脊髓、胸壁、胸廓以及纵隔的解剖特点。选择哪一侧入路主要取决于病变周围的解剖结构（如主动脉）。一般来说，左侧入路应用于胸腰段（T11~L2）和左侧的病变，而右侧入路更适合中胸椎到上胸椎（T3~T10）。由于胸椎侧前方入路有血管损伤的风险，所以我们多选用远离主动脉的一侧。

术前充分了解骨骼的解剖结构有助于设计重建稳定性的方法。通过测量椎体宽度决定后外侧椎体螺钉所需的长度。切除的范围，或者上位椎体的下终板与下位椎体上终板间的距离决定了椎间内植物的大小。此外，还应注意骨质的情况，譬如有无骨质疏松及相邻椎体的转移性溶骨性病变。

技术

胸腔镜手术为了获得最佳的照明及视野，需要高质量的内镜摄像头。内镜设备的非反光表面能够减少炫光，长度适当，可以在胸腔内安全操作，并且

拥有大手柄便于术者使用。现已研发出胸腔镜下特别为脊柱手术准备的器械。MACS-TL（胸腰椎前路系统）侧前方脊柱内固定器械（Aesculap, Tuttlingen, Germany）是一种特别为内镜下脊柱手术设计的刚性固定板，与为开放手术研发的其他大多数胸腰段接骨板系统不同。

胸腔镜下的脊柱手术一般在全麻及单肺通气下进行，这样可以提供最好的手术视野。小切口微创手术入路不需要单肺通气也可进行，而这在胸腔镜手术中几乎是不可能的。

患者取侧卧位，在透视下脊柱与手术台平行，根据患者的解剖情况术前确定手术侧（图7.3a，b）。摆到最佳体位后，使用C臂拍摄脊柱侧位片确定脊柱与腔镜入口的关系。在皮肤上标记受累椎体、椎间盘，于脊柱上下方画线并标出4个腔镜入口。合适的腔镜入口可以使胸腔镜器械操作更加方便（图7.3c）。

整个侧胸壁需要消毒铺巾以防中转开胸手术。最先打开的是最靠近头侧的腔镜入口，目的是为了尽可能降低膈及其下面的器官损伤的风险。切开皮肤后，使用迷你胸腔镜技术将切口延伸至肋部。通过钝性分离将皮下组织和肋间肌从肋骨上分开，不切除肋骨以尽可能减轻对其下肺组织的损伤。与传统开胸手术和大多数小切口手术入路相比，该种手术并非必须切除肋骨，由此部分消除了因此而带来的术后疼痛。第一个套管插入后，置入30°内镜查看胸腔内部情况。剩下的3个腔镜器械在内镜直视监视下插入。

当手术操作与切口平齐或低于切口时，需要切开膈以显露脊柱。接下来需

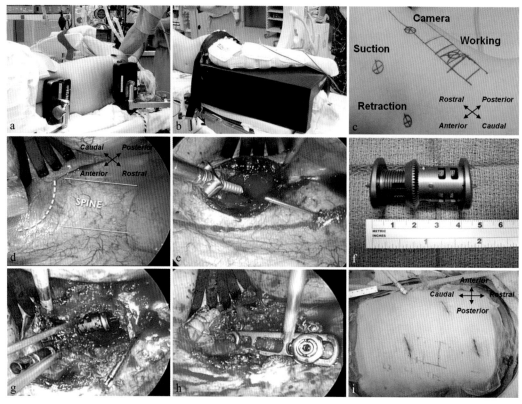

图 7.3 a~c. 术中标记照片。d, e, g, h. 内镜下的关键图像。f. 内植物。i. 闭合伤口。a. 患者以右侧卧位躺在可透射 X 线的手术床上，取左侧胸腔镜入路行 L1 椎体手术。活动的手臂用 Krause 架固定。在耻骨联合、胸骨、上脊椎和下脊椎用靠垫固定。b. 让可活动的一侧下肢稍微屈髋，使髂腰肌放松，便于剥离胸腰段椎体侧方的肌肉。c. 标记手术节段，标出椎体上下缘和 4 个腔镜入口。d. 内镜下视野（实线）。膈下放置叶状牵开器，拟定膈的切开位置（虚线）。e. 在拟定切除的椎体上方放置克氏针，多轴螺丝夹放置在其下方。f. 侧位影像观察可扩张钛笼。g. 在切除的椎体间放入并扩张钛笼。h. 最后进行侧前方间盘重建。i. 闭合伤口，置入胸引管

要剥离椎前软组织以显露胸椎和椎间盘，在直视下能够清晰辨认即可。显露完成后置入椎体螺钉，随后进行肿瘤切除、减压和稳定性重建（图 7.3 d, e）。

胸腔镜入路更有利于在切除椎体前于上位椎体和下位椎体放置椎体螺钉。胸腔镜缺点之一是没有三维视野，放置螺钉维持其方向只能在二维视野下进行。螺钉的夹钳与螺钉头相连，以便平行于终板置入位于前方的螺孔中。螺钉划定

了一个前内侧和后外侧的范围，在切除椎体的区域也划出了有需要保护的重要结构的安全区域，器械操作应在这个安全范围内进行（图 7.4）。

在内镜下于椎间盘区域内对病变上方和下方的椎间盘进行切除时，过程与开放手术类似。对于肿瘤侵犯超过椎体后壁的患者，必须进行椎管减压。将硬膜外腔内的肿瘤组织和骨碎片小心地置入椎体切除后的空腔内并完全取出清理

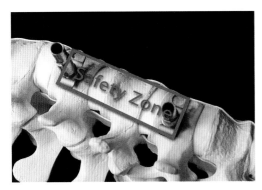

图 7.4　螺钉确定了椎体的切除范围和安全区域，切除都在这一安全区域内进行

掉。当大部分肿瘤已切除、椎管前方已充分减压、椎体切除后的椎间隙可完全容纳椎间融合器后，切除手术即告完成。

肿瘤切除、椎管减压及椎体切除后，作者团队更喜欢使用可扩张的钛笼进行椎体侧前方稳定性重建（图 7.3 f，g）。钛笼插入后即在内镜和 X 线透视下扩张，并标注其矢状面和冠状面上的位置。确保侧前方椎间盘的大小合适、稳固、安全，完成稳定性重建（图 7.3h）。最后在正侧位 X 线透视下再次确认位置正确。

如果术中打开了膈肌，那么关闭伤口时应首先关闭膈肌。随后冲洗胸腔，止血并取出血凝块。在内镜直视下，经过更靠近腹侧的肺 / 膈入口或灌洗 / 回吸入口将 24 号胸引管插入胸腔。重新使肺膨胀并用内镜检查确保所有的肺叶都正常通气。拔出套管，逐层缝合伤口（图 7.3i）。

术后即复查手术部位的 X 线片和 CT，在术后第一天患者可开始活动和肺功能训练。当经胸引流量小于 100 mL/d 且胸片提示肺完全复张没有气胸时，可拔除胸引管，通常在术后第二天。拔除胸引管后，应再拍摄胸片确保肺完全复张。

结果

微创胸腔镜入路的手术结果已经表明其安全性和有效性均优于开放手术[17, 21~23]。在术者和手术室工作人员刚开始学习这项技术时，手术时间平均会达到 6 h 甚至更长。但术者可以平稳度过胸腔镜手术的学习曲线，并不会增加患者发生相关并发症的风险[23]。一旦熟练掌握这项技术，整个肿瘤的切除和重建性稳定的手术过程可缩短到 4 h。有研究报道，胸腔镜下肿瘤切除手术估计的平均失血量为 600 mL，而开放手术为 1 L[9, 17, 21]。小心操作以尽可能地避免一些术中并发症，如难以控制的出血、脑脊液漏或乳糜漏、脏器或血管的损伤。术者若训练有素且手术操作一丝不苟，则改行开放手术的概率不足 1%[23]。

胸腔镜手术最大的优势就是优良的临床效果[17, 22]。其次，因为手术显露少和操作切口小，其总体并发症发生率低。所有开胸手术的并发症发生率为 14%~29.5%，在肿瘤患者发生率更高。但在胸腔镜手术下，并发症发生率仅为 0~5.4%。报道的并发症主要有持续胸腔积液、肺炎、肋间神经痛、肩关节功能障碍、短暂的 L1 根功能障碍等。此外，肿瘤开胸手术的并发症发生率为 8.2%，而胸腔镜入路手术还没有相关报道。开胸手术和胸腔镜手术的感染率均较低，约为 0.5%。

微创胸腔镜手术后患者疼痛明显减轻[17]。术后镇痛药物使用的时间和剂量分别减少了 31% 和 42%[16]。胸腔镜术后慢性疼痛的发生率为 4%~35%，优于开胸手术的 7%~55%。一组行胸腔镜肿瘤切除术患者的住院日中位数为 7 天（范围为 4~10 天），而另一组行开胸肿瘤切除术的患者住院日中位数为 9 天（范围为 4~57 天）[9, 17]。

　　微创手术的学习曲线可以平稳度过，并没有之前报道得那么困难[23]。掌握这项技术需要从开放手术逐步过渡到小切口手术、内镜下手术及经皮手术。此外，当因情况需要而需改行小切口手术或开放手术时，手术医生不应犹豫。就我的经验看来，由胸腔镜手术中转小切口手术比因某个步骤镜下操作不顺利而花费数小时要更好。术中难免会遇到计划外的问题或者技术上的难点，此时更换入路更恰当。从某种意义上讲，改行开放手术并不是并发症，而表明你对手术情况有更好的判断力。

■ 本章小结

　　在脊柱转移疾病的治疗中，微创手术（MIS）扮演的角色越来越重要。大部分情况下，学习和掌握微创手术技术并不会让患者承担额外的风险。许多微创手术的步骤就是开放手术的缩小版，术者可以将其与个人的手术经验整合、消化。对于后路和后外侧入路的手术特别如此。而内镜在微创手术中的使用是更具挑战性的，因为在内镜下术者丧失了三维视野。在脊柱转移性疾病的治疗中，微创手术的临床效果可与传统手术相似甚至更好。微创手术在脊柱转移疾病的治疗中扮演了越来越重要的角色，但其意义和价值还没有确切的证据证实，仍然需要更深入地研究其临床和社会经济学效益。

要点

微创胸腔镜手术
- 如果无法单肺通气，最好改行小切口微创入路
- 如果腔镜入口位置选择不佳，最好选择一个新的、更好的位置，这样可更方便地使用摄像头和内镜器械
- 在胸腔镜手术的二维视野下，放置螺钉可以提供视觉参考点，帮助术中辨别正确方向

难点

胸腔镜入路的术前规划
- 在主动脉侧行手术治疗是可行的，但金属内植物与大血管接触在远期可导致灾难性的并发症，因此应该避免

致谢

　　作者在此特别感谢 Kristin Kraus（MSc）在编辑上给予的帮助。作者是德国 Aesculap 公司的顾问。本章中的部分内容参考了 Bishop 和 Schmidt 撰写的文章。

■ 参考文献

5 篇 "必读" 文献

1. Niazi TN, Sauri-Barraza JC, Schmidt MH. Minimally invasive treatment of spinal tumors. Semin Spine Surg 2011;23:51-59
2. McAfee PC, Phillips FM, Andersson G, et al. Minimally invasive spine surgery. Spine 2010;35(26, Suppl): S271-S273
3. Laufer I, Iorgulescu JB, Chapman T, et al. Local disease control for spinal metastases following "separation surgery" and adjuvant

7脊柱

hypofractionated or high-dose single-fraction stereotactic radiosurgery: outcome analysis in 186 patients. J Neurosurg Spine 2013; 18:207-214

4. Schmidt MH, Larson SJ, Maiman DJ. The lateral extracavitary approach to the thoracic and lumbar spine. Neurosurg Clin N Am 2004; 15:437-441

5. Lidar Z, Lifshutz J, Bhattacharjee S, Kurpad SN, Maiman DJ. Minimally invasive, extracavitary approach for thoracic disc herniation: technical report and preliminary results. Spine J 2006;6:157-163

6. Deutsch H, Boco T, Lobel J, Minimally invasive transpedicular vertebrectomy for metastatic disease to the thoracic spine, J Spinal Disord Tech 2008;21:101-105

7. Zairi F, Arikat A, Allaoui M, Marinho P, Assaker R. Minimally invasive decompression and stabilization for the management of thoracolumbar spine metastasis. J Neurosurg Spine 2012;17:19-23

8. Ghogawala Z, Mansfield FL, Borges LF. Spinal radiation before surgical decompression adversely affects outcomes of surgery for symptomatic metastatic spinal cord compression. Spine 2001;26:818-824

9. Gokaslan ZL, York JE, Walsh GL, et al. Transthoracic vertebrectomy for metastatic spinal tumors. J Neurosurg 1998;89:599-609

10. Huang TJ, Hsu RW, Li YY, Cheng CC. Minimal access spinal surgery (MASS) in treating thoracic spine metastasis. Spine 2006;31:1860-1863

11 Uribe JS, Dakwar E, Le TV, Christian G, Serrano S, Smith WD. Minimally invasive surgery treatment for thoracic spine tumor removal: a mini-open, lateral approach. Spine 2010;35(26, Suppl):S347-S354

12, Payer M, Sottas C. Mini-open anterior approach for corpectomy in the thoracolumbar spine. Surg Neurol 2008;69:25-31, discussion 31-32

13. McAfee PC, Regan JR, Fedder IL, Mack MJ, Geis WP. Anterior thoracic corpectomy for spinal cord decompression performed endoscopically. Surg Laparosc Endosc 1995;5:339-348

14. Dickman CA, Rosenthal D, Karahalios DG, et al. Thoracic vertebrectomy and reconstruction using a microsurgical thoracoscopic approach. Neurosurgery 1996;38:279-293

15. Rosenthal D, Marquardt G, Lorenz R, Nichtweiss M. Anterior decompression and stabilization using a microsurgical endoscopic technique for metastatic tumors of the thoracic spine. J Neurosurg 1996;84: 565-572

16. Beisse R. Endoscopic surgery on the thoracolumbar junction of the spine. Eur Spine J 2010; 19(Suppl 1): S52-S65

17. Kan P, Schmidt MH. Minimally invasive thoracoscopic approach for anterior decompression and stabili-zation of metastatic spine disease-Neurosurg Focus 2008;25:E8

18. Bishop FS, Schmidt MH. Thoracoscopic resection and reconstruction. In:Ames C, Boriani, Jandial R, eds. Spine and Spinal Cord Tumors: Advanced Management and Operative Techniques. St. Louis:Quality Medical Publishing, 2013:607-628

19, Bishop FS, Schmidt MH. Thoracoscopic corpectomy, interbody reconstruction and stabilization. In:Benzel E, ed, Spine Surgery: Techniques, Complication Avoidance, 3rd ed. Philadelphia: Elsevier Churchill Livingstone, 2012:583-592

20. Ragel BT, Amini A, Schmidt MH. Thoracoscopic vertebral body replacement with an expandable cage after ventral spinal canal decompression. Neurosurgery 2007;61 (5, Suppl 2):317-322, discussion 322-323

21. Ragel BT, Kan P, Schmidt MH. Blood transfusions after thoracoscopic anterior thoracolumbar vertebrectomy. Acta Neurochir (Wien) 2010; 152:597-603

22. Ray WZ, Krisht KM, Dailey AT, Schmidt MH. Clinical outcomes of unstable thoracolumbar junction burst fractures: combined posterior short-segment correction followed by thoracoscopic corpectomy and fusion. Acta Neurochir (Wien) 2013;155:1179-1186

23. Ray WZ, Schmidt MH. Thoracoscopic vertebrectomy for thoracolumbar junction fractures and tumors: Surgical technique and evaluation of the learning curve. J Spinal Disord Tech 2013; in press

8

椎体成形术治疗脊柱转移瘤

原著　Ehud Mendel, Eric C. Bourekas, Paul Porensky
翻译　王永强　刘晓光

引言

经皮椎体成形术（PVP）可以撑开塌陷的椎体并重建椎体的稳定性，操作相对简便而且行之有效。该技术最早用于治疗血管瘤引起的疼痛，目前也用于治疗骨质疏松性或创伤性椎体压缩骨折，与放射手术联合可用于治疗病理性骨折，还可以配合脊柱内固定术使用。本章讨论经皮椎体成形术及经皮后凸成形术（PVK）在脊柱转移瘤治疗中的应用。

转移瘤和骨髓瘤引起的椎体溶骨性病理骨折，相对来说都比较常见，可以引起疼痛。30%~95% 恶性肿瘤患者存在骨转移，包括乳腺癌、前列腺癌、肺癌、肾癌以及甲状腺癌。在骨组织中，椎体最易受累；在全身器官中，椎体易受累的程度仅次于肝脏和肺，排在第三[1]。事实上，癌症致死的患者中，约 40% 存在脊柱转移；而在所有癌症患者的自然病程中，5%~10% 会表现脊柱转移瘤引起的症状[1~3]。脊柱易受癌症累及的特点可能与脊索独特的生物学特性及其与肿瘤原发灶（包括乳腺、前列腺及肺）的关系有关。乳腺和前列腺肿瘤可以经血行转移至椎体和硬膜，而肺和泌尿生殖系统肿瘤也有此特点。此外，人体的红骨髓主要储存在中轴骨，红骨髓的细胞内、外环境可能很适合转移瘤的定植和生长[2]。

肿瘤病程的任何时期均可能发生脊柱转移，但主要集中在原发肿瘤进展期或肿瘤晚期[2]。当中轴骨受累程度相似时，原发肿瘤的病情及其组织学特性会显著影响预后。正如肿瘤特异性生长曲线所示，原发性肺癌患者的生存期显著短于乳腺癌或前列腺癌患者；同样存在椎体病理性骨折时，进行手术干预前必须将生存期因素考虑在内。而且，脊柱部位肿瘤复发的预后要显著优于内脏部位肿瘤复发。例如，乳腺癌骨转移患者的中位生存期是 24 个月；如果同时存在肝脏和骨转移，那么生存期则缩短至 5 个月[2]。

尽管 2/3 的脊柱转移癌是无症状的，但如果病理性骨折发生进展，则会明显增加致病率和死亡率，从而改变肿瘤患者的病程。Saad 等[3]通过研究大量多发骨髓瘤或其他实体肿瘤合并骨转移的患者得出了上述结论。所有患者在 2 年的观察期内骨折发生率都很高（39% 的乳腺癌患者及 22% 的其他实体肿瘤患者发生骨折），而且椎体骨折会显著增加死亡风险（乳腺癌患者中骨折患者较未骨折患者死亡率高32%）。因此，在决定椎体强化治疗前，需全面了解患者的全身肿瘤负荷。

椎体病理性骨折增加死亡率的原因很复杂，虽然根本性原因与骨质疏松性压缩骨折增加死亡率类似。肿瘤或骨折相关的疼痛是引起致病事件级联反应的主要症状，致病事件包括卧床制动增加了血栓形成风险、后凸进展降低肺容量并增加心肺衰竭的风险、病情恶化、丧失独立生活能力、丧失社交能力、抑郁、麻醉镇痛药摄入增加、精神状态不佳等。采取适当治疗打破这一恶性循环，对于延长转移瘤患者生存期以及提高生活质量具有重大意义。包括经皮椎体成形术和经皮后凸成形术在内的椎体强化治疗行之有效，技术简便易行，手术风险较低。此两种微创操作都需要经皮向骨折椎体放置工作套筒，然后向椎体内注射液体聚合成永久性树脂，从而使骨折椎体获得稳定。经皮后凸成形术中，需额外通过工作套筒向椎体内放置球囊，通过球囊的扩张撑开椎体，将松质骨压向椎体四周的皮质骨，以达到恢复椎体高度、改善局部后凸畸形的目的；再将聚合物注入形成的空腔，以强化并稳定伤椎。

■ 病例选择

同任何手术一样，选择合适的病例是治疗成功的关键。术前要对患者全身状况和肿瘤情况进行评估，只有对上述情况进行认真评估才能指导术者采取最优化的诊疗措施。椎体强化治疗对于那

些由于全身状况差而不能接受开放手术的患者是一种很好的选择，同样适用于没有神经损害的溶骨性骨折。对于上述人群，由于合并肿瘤，其手术风险高于单纯骨质疏松性骨折的患者。

适用此操作的患者常描述轴性痛或机械痛在站立或转身时加重，而平卧时可以缓解，疼痛的部位应与骨折节段一致。显而易见但很重要的是，患者可能同时存在其他节段椎体转移但并未发生骨折。肿瘤引起的生物性疼痛与骨折引起的机械性疼痛不同，肿瘤引起的疼痛为不分昼夜的持续性钝痛或搏动性疼痛。疼痛性质可能与肿瘤释放的细胞因子、骨膜牵拉以及局部组织释放的内皮素和神经生长因子有关[1]。此外，神经性疼痛还包括神经根受压或受到肿瘤浸润引起相应皮节区的抽痛，需要手术减压。机械不稳定可以导致活动时神经根卡压，稳定伤椎可以防止此类神经损伤的发生。

询问神经症状病史并进行全面的体格检查是术前评估的重要环节。任何神经症状，包括不全瘫、感觉异常、肠道或膀胱功能障碍，或者步态异常，常提示硬膜囊或神经根受到骨折或肿瘤压迫。如果出现情感、认知、言语异常或脑神经异常，需提高警惕，可能存在中枢神经系统肿瘤。需告知患者其可能需要额外治疗以控制肿瘤，如放疗，以及通过药物干预改善全身骨代谢来降低骨折风险。骨质疏松患者中存在的高危因素同样存在于此类人群，此外还包括一些额外风险，如肿瘤所致制动、营养状况改变以及肿瘤和治疗（化疗或放疗）引起的骨代谢紊乱。本章不详述上述药物。值得注意的是，二磷酸盐可以降低骨髓瘤及转移癌患者其

他节段再骨折的风险[2,3]。近来研究证实，破骨细胞的核因子κB受体激活子（RANK）的配体抑制剂被批准用于预防实体肿瘤（如乳腺癌、肺癌）骨转移患者的骨折风险，并且十分有效[4]。

对于骨折引起的机械痛，医生需首先尝试药物治疗，并让患者理解椎体强化治疗存在麻醉和手术风险。此外，还应寻求其他专业医生协助进行疼痛治疗，麻醉药、安慰剂和保守治疗都应考虑在内，包括局部注射、全身应用止痛剂和外固定支具。术前化验检查要确保凝血功能正常（血小板水平，国际标准化比率［INR］/凝血酶原时间［PT］/部分凝血活酶时间［PTT］），还要确认没有活动性或隐匿性感染（尿常规和尿培养）。菌血症引起的血行播散以及骨水泥的感染均需要通过复杂的椎体切除融合术来补救，因此术前需格外小心避免此类事件的发生。抗血小板药物应暂时停用。

很多转移瘤及多发性骨髓瘤患者都存在高钙血症，常见于肺癌、乳腺癌、肾癌及骨髓瘤、淋巴瘤患者。肿瘤组织产生体液及旁分泌因子，包括甲状旁腺激素相关肽[2]，造成溶骨性环境并扰乱骨代谢[2]。早期症状包括疲乏、厌食和便秘，可以进展为肾功能不全及心衰。到那时，患者需同时承受转移瘤引起的椎体骨折和代谢异常引起的骨质疏松性骨折的双重打击。

术前全面的影像学检查对于保证治疗成功十分必要。对存在中枢神经系统转移的患者，因肿瘤的多发转移特性，需要常规行颅脑及脊柱的MRI检查。T2加权像、压脂像或短时间反转恢复序列（STIR）在鉴别骨折、水肿或修复反应时具有一定敏感性。骨扫描显像可以观察骨折部位的代谢情况，椎体强化治疗后其活性增强[5]。当存在多处骨折时，这些形态学检查均有助于确定病变节段。计算机体层扫描（CT）可以观察骨折的形态，椎体高度，椎弓根宽度，骨小梁破坏情况（通过椎体内气体判断）及椎体后壁情况。我们常规拍摄前后位（AP）及侧位X线片以获得整体印象，并为术中影像学检查提供参考。动态拍摄仰卧位及站立位X线片可以观察后凸角度及骨折稳定性。高达44%的患者存在椎体高度的改变；对那些椎体高度没有发生改变的，我们认为骨折稳定[6]。

脊柱转移瘤椎体强化治疗的相对禁忌证和绝对禁忌证列于下表。

脊柱转移瘤椎体强化治疗的禁忌证

绝对禁忌证
- 局部或全身感染
- 没有症状或通过药物治疗可以缓解疼痛的骨折
- 椎管内致压物引起的脊髓病，包括突出的骨折块和硬膜外肿瘤
  - 凝血功能异常

相对禁忌证
- 椎体严重塌陷（高度丢失超过75%）
- 根性症状较轴性疼痛更为严重者
  - 骨折所致不稳定引起的根性疼痛适用椎体成形术，椎体成形术还可作为开放减压手术的辅助手段
- 无症状的椎体皮质骨折或硬膜外肿瘤引起的椎管严重狭窄

[引自 McGraw JK, Cardella J, Barr JD, et al; Society of interventional Radiology Standards of Practice Committee. Society of Interventional Radiology quality improvement guidelines for percutaneous vertebroplasty. J Vasc Interv Radiol 2003;14(9 Pt 2):S311-S315.]

绝对禁忌证包括局部或全身感染、骨折块或硬膜外肿瘤所致脊髓病，以及凝血功能异常。相对禁忌证应灵活掌握，有椎体成形术用于具有相对禁忌证的患者并取得良好疗效的报道[7]。如前所述，对于机械性不稳定引起的间歇性根性痛，骨水泥的治疗效果较好；而且骨水泥可于术前或术中辅助开放手术。对于无症状的椎体皮质骨折或硬膜外肿瘤引起的椎管严重狭窄，在确保仔细操作时，不应视为绝对禁忌。

▦ 操作方法

甲基丙烯酸甲酯单体（MMA）具有清澈、稳定及相对惰性等特点，可以通过放热反应聚合成树脂。人造 MMA 聚合物（聚甲基丙烯酸甲酯）呈粉末状，混以 X 线显影剂（如硫酸钡）和苯甲酰过氧化物[8]。PMMA 的椎体强化作用主要得益于其能增强稳定性，而热效应及细胞毒反应的作用尚不清楚。关于热坏死以及感觉神经热消融作用的研究发现，当温度持续高于 45℃时，感觉神经会受损。但需要指出的是，邻近神经的血管和脑脊液可以通过对流起到冷却作用，椎体空腔内的温度并不会总维持在 45℃以上，热效应的止痛作用尚值得商榷。

椎体强化治疗通常在局部麻醉下进行，或根据术前风险评估采取全身麻醉。患者取俯卧位，胸部及髂部垫枕以提高肺顺应性，降低腹内压并矫正后凸。通过术中透视进行椎弓根定位，并在注入骨水泥时监测有无泄漏。我们习惯较标准前后位稍偏斜再透视，以获得椎弓根图像。操作时，先行局部浸润麻醉，在穿刺点切口，再向骨膜浸润麻醉。一般选取椎弓根外上象限进针，穿刺套筒向尾侧并向内侧倾斜，以便将 PMMA 注入椎体中部及对侧。也可以考虑经侧方椎弓根外入路，以便于穿刺针越过中线，尤其适用于腰椎。通过这些技巧就可以不进行对侧操作。近来设计的弧形穿刺针也能起到上述作用。当穿刺套筒进深达 20 mm 时即可到达椎弓根椎体交界处，此时行侧位透视，确定位置满意后扩大穿刺通道，我们将套筒穿刺至椎体前缘水平。如果椎体骨折的病因尚不明确，此时可取一部分组织行椎体活检。

进行后凸成形术时，需拔出管芯，置入球囊，在 X 线影像及压力监测下逐渐扩张球囊。球囊挤压皮质骨，使终板分离。球囊扩张满意的指标包括椎体高度恢复，球囊抵达椎体边缘的皮质骨，球囊压力达到 300 psi（约 2 068.5 kPa）或球囊达到最大容量。待 PMMA 达到类似牙膏的黏稠度时再向椎体内注射，以防泄漏。需要在 X 线监视下持续缓慢注入 PMMA，保持适当的压力，直至骨水泥达到椎体后三分之一水平。此时若继续注射，可能会引起骨水泥泄漏并伤及周围的神经。骨水泥注入的总量并不重要，重要的是保证两侧注入的骨水泥量相当。

■ 结果分析

尽管《新英格兰医学杂志》最近2篇有些争议的研究对椎体成形术治疗骨质疏松骨折提出了质疑，但还有证据表明椎体成形术在肿瘤方面的治疗是有效的[9, 10]。关于椎体强化术治疗脊柱转移瘤有效性的研究主要包括回顾性研究及个案报道，难免会有偏倚。最近有一项前瞻性研究的结果肯定了PVP与PVK在治疗椎体转移瘤方面的作用[11]。评价标准包括疼痛控制情况，功能恢复情况（利用日常生活功能指数ADLs评价），下床活动时间，畸形矫正情况以及手术相关并发症。目前还没有研究直接比较PVP和PVK在肿瘤病理性骨折治疗中的作用，但亚组分析发现二者疗效相近。

一些回顾性研究发现，利用椎体强化术治疗脊柱转移瘤或骨髓瘤引起的骨折，1年随访时其镇痛及功能恢复效果均令人满意[12, 13]。其他肿瘤相关症状如焦虑、困倦、疲惫和抑郁，也有不同程度的改善[14]。手术并发症发生率很低。

一篇Meta分析认为，PVK治疗骨转移瘤及骨髓瘤的证据等级为Ⅱ级[15]。手术干预可以安全有效地缓解疼痛，改善生活质量，疗效可以持续2年。长期随访发现，术后即刻获得的矢状位后凸畸形的纠正并不能长时间维持。肿瘤患者骨折评价（Cancer Patient Fracture Evaluation，CAFE)[11]进行了一项前瞻性、随机、非盲、多中心研究，比较了PVK和药物治疗在肿瘤患者溶骨性椎体骨折治疗中的作用。1个月随访时发现，无论是按照一线与二线的评价标准［包括背痛特异性功能评价（back-specific functional status），Karnofsky表现评分（KFC），止痛药物使用情况，活动水平以及影像学后凸矫正情况］，PVK组均优于药物治疗组。大部分疗效在1年随访时仍有效，2组的并发症发生率无显著性差异。

椎体强化治疗中，PMMA沿骨折椎体的骨小梁发生聚合，通过稳定中轴骨发挥作用，既可以为不稳定节段提供稳定，也可以预防远期后凸加重及进行性矢状位失衡（图8.1）。前文所述研究中的立位X线片提示，尽管PVP或PVK术后早期（1个月）椎体高度、矢状位顺列以及局部后凸可以获得改善，但在术后1~2年时这些改善基本消失。因此，手术获得的畸形矫正并不如功能改善明显[16]。

在不稳定骨折的畸形矫正方面，PVK优于PVP，因为球囊扩张可以撑开终板，尽管在摆放体位时即可实现大部分手术获得的畸形矫正。胸枕和髂枕如果摆放合适，可以获得10°的畸形矫正，而球囊扩张可以增加3°；站立位时又会丢失3°左右[17]。因此，如果需要纠正的后凸角度偏大，推荐采用PVK。

施行微创手术可以避免进行开放性内固定手术，但操作前仍需考虑其可能出现的并发症。尽管绝大多数并发症症状轻微或无症状，但也有一些并发症后果非常严重，需要具有足够经验来处理这些并发症的术者进行操作。对于需要后续治疗、提高医疗级别或能够造成终身残疾的并发症，骨质疏松性骨折患者的发生率约为1%，而脊柱转移瘤患者则高达5%[18]。

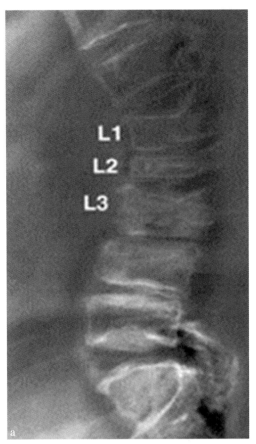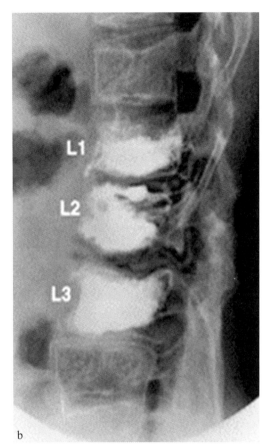

图 8.1 a.椎体成形术前。b.椎体成形术后椎体高度恢复

并发症包括椎弓根骨折以及骨水泥泄漏至邻近软组织、椎间盘、静脉、椎间孔或椎管。绝大多数的骨水泥泄漏是无症状的，仅能通过影像学检查发现。但一旦发现骨水泥泄漏至椎管、椎间孔或前方血管，则需立即终止骨水泥注射。如果椎间孔处受压出现神经根性疼痛，可以使用非甾体类抗炎药（NSAIDs）或激素治疗；如果出现按照神经根分布的感觉或肌力异常，需要进行手术减压。同时，术后出现任何提示脊髓损伤的证据，都需要立即行急诊手术探查。

PMMA 外泄引起的心血管系统并发症严重程度差别很大，轻者仅有轻微低血压，重者可因肺栓塞出现心肺功能衰竭。一种可能的机制是直接将骨水泥注入椎旁静脉，引起局部或远端血管的阻塞；另一种可能是 PMMA 干扰细胞外钙离子运输并激活凝血级联反应[8]。术中小心操作可以降低骨水泥泄漏的风险，如一边透视一边操作，当骨水泥到达椎体后 1/3 时停止注射，当骨水泥达到一定黏稠度时再注射等。PVK 发生骨水泥泄漏的风险较 PVP 低，可能由于球囊的扩张人为制造出一个骨性"空腔"，可以更好地容纳骨水泥，即使骨水泥黏度更低[19]。但是，PMMA 在 PVP 术中松质骨中的聚合较之在 PVK 术中球囊扩张形成的空腔中的聚合更为牢固。总体来说，文献报告的 PVP 围术期医疗和神经学并发症的发生率分别为 7% 和 8%；而 PVK 较之稍低，分别为 0.5% 和 0[16]。

7%~20% 的患者术后可以出现其他节段新发骨折，病因难以确定，可能与局部活动度降低、其他节段新发转移或骨质疏松症进展有关。回顾性研究发现，约 40% 的新发骨折发生在邻近节段，常为病理性的，在术后短时间内即出现新发骨折（中位数是 55 天，而远处椎体骨折是 127 天）[12, 20]。我们可以推测，经过椎体强化治疗的椎体硬度增加，椎体间活动度减小，像柱子一样增加了邻近节段的负荷。

■ 新方法及远期应用

PVP 和 PVK 作为微创手段，可以与很多治疗手段联合应用于脊柱转移瘤的治疗。例如，开放性后路减压融合或微创置入椎弓根螺钉时注射骨水泥，可以稳定骨折椎体，避免了椎体切除、融合器置入带来的手术风险（图 8.2）。还可以在多节段重建后，在骨折椎体或邻近椎体甚至置入椎弓根螺钉的椎体应用 PVP，增加前柱稳定性（图 8.3）。

立体定向放疗方面的进步，可以在杀灭肿瘤的同时，不损伤周围的神经组织。放疗会使骨折风险增加约 40%，尤其是在成骨性病变[21]。椎体强化治疗可以作为病理性骨折的一种新辅助治疗手段，以降低放疗后的骨折风险。既往研究认为，无论在椎体强化治疗前还是椎体强化治疗后联用放疗，疗效并没有差异[22]。

■ 本章小结

椎体压缩骨折给脊柱转移癌和多发性骨髓瘤患者带来了巨大痛苦，骨折本身会引起局部不稳定并出现神经损害。但与此同时，由于肿瘤负荷及接受全身治疗带来的副反应，很多患者接受开放

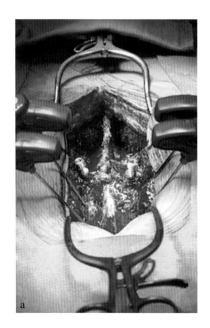
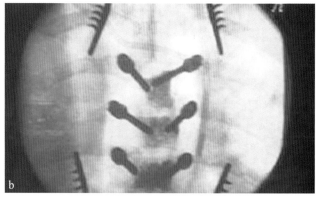

图 8.2 同时行开放性后路内固定及椎体 PMMA 强化治疗的手术入路。a. 经椎弓根置管注射骨水泥的术中大体像。b. 术后前后位 X 线

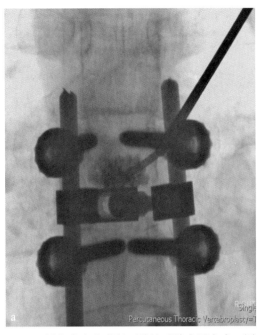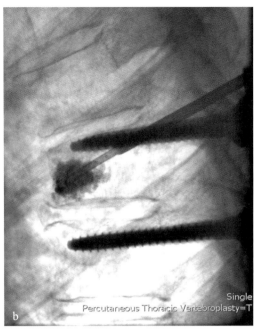

图 8.3　黑色素瘤患者行开放性后路内固定术，同时行椎体成形术以防上位椎体骨折。前后位（a）及侧位（b）X 线影像显示通过侧方入路，经椎弓根下置入导针，再用弯形针填充椎体前方

手术的风险极高。PVP 和 PVK 可以通过微创技术稳定骨折从而缓解症状。一些回顾性研究和少量前瞻性研究已经证实该治疗的有效性，未来的研究需要进一步明确适应证及预期疗效。

脊柱是转移癌的好发部位，约 10% 的癌症患者会出现转移瘤引起的椎体压缩骨折。这种病理性骨折会带来一系列严重并发症，如顽固性疼痛、进行性畸形以及神经功能损害。除了给予支具外固定并应用强效镇痛剂外，几乎没有好的保守治疗办法，但限于患者的肿瘤负荷及接受全身治疗带来的副反应，开放手术风险极高。

经皮椎体成形术及经皮后凸成形术属微创操作，已在实践中证明了其在转移瘤治疗中的有效性。该操作向骨折的椎体穿刺置管并注入 PMMA，通过放热

反应聚合成坚固的树脂。后凸成形术较椎体成形术多一步，即通过球囊的扩张恢复椎体高度后，再向空腔注入骨水泥。这两种操作简便易行，可以通过门诊手术完成。现有证据表明，其在缓解疼痛、提高患者自理能力、减少镇痛剂使用等方面效果显著；有时即使不能获得后凸矫正，也能提高脊柱稳定性。

为了提高手术成功率、减少手术并发症，需要严格筛选患者，即具有轴性痛但没有神经功能损害的患者，同时术前要根据影像学检查制订详细的计划。椎体强化治疗比较安全，但也有发生严重的神经系统或心肺系统并发症的可能，尽管发生率低，也需提高警惕，术中需小心谨慎。PVP 和 PVK 可以提高骨折椎体的稳定性，手术创伤很小，可以配合局部杀灭肿瘤的治疗使用。

要点

◆ 40% 的癌症患者会发生脊柱转移，其中 10% 会出现症状

◆ 椎体强化治疗是一种微创技术，通过增强脊柱稳定性，可以有效缓解疼痛并改善功能

◆ 术中合适地摆放体位可以矫正 10° 的后凸畸形

◆ PVP/PVK 可以与局部杀灭肿瘤的治疗（如放疗）同时应用，以更好地控制病情

难点

◆ 术前若发现肿瘤或骨折部位脊髓功能损害，应视为绝对禁忌证

◆ 当透视发现骨水泥向后方椎管、椎间孔、前方血管结构等处泄漏，或已到达椎体后 1/3 时，应停止注入骨水泥

◆ PMMA 注入体积与症状缓解情况不相关，因此无须过多注入骨水泥

参考文献

5 篇 "必读" 文献

1. Mercadante S. Malignant bone pain: pathophysiology and treatment. Pain 1997;69:1–18

2. Coleman RE. Clinical features of metastatic bone disease and risk of skeletal morbidity. Clin Cancer Res 2006;12(20 Pt 2): 6243s–6249s

3. Saad F, Lipton A, Cook R, Chen YM, Smith M, Coleman R. Pathologic fractures correlate with reduced survival in patients with malignant bone disease. Cancer 2007;110:1860–1867

4. Henry DH, Costa L, Goldwasser F, et al. Randomized, double-blind study of denosumab versus zoledronic acid in the treatment of bone metastases in patients with advanced cancer(excluding breast and prostate cancer) or multiple myeloma. J Clin Oncol 2011;29:1125–1132

5. Maynard AS, Jensen ME, Schweickert PA, Marx WF, Short JG, Kallmes DF. Value of bone scan imaging in predicting pain relief from percutaneous vertebroplasty in osteoporotic vertebral fractures. AJNR Am J Neuroradiol 2002;21:1807–1812

6. Faciszewski T, McKiernan F. Calling all vertebral fractures classification of vertebral compression fractures: a consensus for comparison of treatment and outcome. J Bone Miner Res 2002;17:185–191

7. Hentschel SJ, Burton AW, Fourney DR, Rhines LD, Mendel E. Percutaneous vertebroplasty and kyphoplasty performed at a cancer center: refuting proposed contraindications. J Neurosurg Spine 2005;2:436–440

8. Leggat PA, Smith DR, Kedjarune U. Surgical applications of methyl methacrylate: a review of toxicity. Arch Environ Occup Health 2009;64:297–212

9. Kallmes DF, Comstock BA, Heagerty PJ, et al. A Randomized Trial of Vertebroplasty for Osteoporotic Spinal Fractures. N Engl J Med 2009;361:569–579

10. Buchbinder R, Osborne RH, Ebeling PR, et al. A Randomized Trial of Vertebroplasty for Painful Osteoporotic Vertebral Fractures. N Engl J Med 2009;361:557–568

11. Berenson J, Pflugmacher R, Jarzem P, et al; Cancer Patient Fracture Evaluation (CAFE) Investigators. Balloon kyphoplasty versus non-surgical fracture management for treatment of painful vertebral body compression fractures in patients with cancer: a multicentre, randomised controlled trial. Lancet Oncol 2011;12:225–235

12. Burton AW, Mendoza T, Gebhardt R, et al. Vertebral compresson fracture treatment with

vertebroplasty and kyphoplasty: experience in 407 patients with 1,156 fractures in a tertiary cancer center. Pain Med 2011;12:1750–1757

13. Jha RM, Hirsch AE, Yoo AJ, Ozonoff A, Growney M, Hirsch JA. Palliation of compression fractures in cancer patients by vertebral augmentation: a retrospective analysis. J Neurointerv Surg 2010;2:221–228

14. Mendoza TR, Koyyalagunta D, Burton AW, et al. Changes in pain and other symptoms in patients with painful multiple myeloma–related vertebral fracture treated with kyphoplasty or vertebroplasty. J Pain 2012;13:564-570

15. Bouza C, López–Cuadrado T, Cediel P, Saz–Parkinson Z, Amate JM. Balloon kyphoplasty in malignant spinal fractures: a systematic review and meta–analysis. BMC Palliat Care 2009;8:12

16. Mendel E, Bourekas E, Gerszten P, Golan JD. Percutaneous techniques in the treatment of spine tumors: what are the diagnostic and therapeutic indications and outcomes? Spine 2009;34(22,Suppl):S93–S100

17. Voggenreiter G. Balloon kyphoplasty is effective in deformity correction of osteoporotic vertebral compression fractures. Spine 2005; 30:2806–2812

18. McGraw JK, Cardella J, Barr JD, et al; Society of Interventional Radiology Standards of Practice Committee. Society of Interventional Radiology quality improvement guidelines for percutaneous vertebroplasty. J Vasc Interv Radiol 2003;14(9 Pt 2):S311–S315

19. Barragán–Campos HM, Vallée JN, Lo D, et al. Percutaneous vertebroplasty for spinal metastases: complications. Radiology 2006;238:354–362

20. Trout AT, Kallmes DF, Kaufmann TJ. New fractures after vertebroplasty: adjacent fractures occur significantly sooner. AJNR Am J Neuroradiol 2006;27:217–223

21. Rose PS, Laufer I, Boland PJ, et al. Risk of fracture after single fraction image–guided intensity–modulated radiation therapy to spinal metastases. J Clin Oncol 2009;27:5075–5079

22. Hirsch AE, Jha RM, Yoo AJ, et al. The use of vertebral augmentation and external beam radiation therapy in the multimodal management of malignant vertebral compression fractures. Pain Physician 2011;14:447–458

9

手术并发症与预防

原著　Michelle J. Clarke
翻译　于　淼

▥ 引言

脊柱转移瘤的手术治疗以姑息为目的，旨在改善健康相关生活质量（health-related quality of life, HRQOL）。一般只有脊柱转移瘤压迫脊髓或出现脊柱不稳定的患者才需要手术治疗，手术的主要目标是减轻肿瘤对神经结构的压迫，预防、稳定或改善神经损害，为放疗提供安全边距，稳定脊柱序列并实现局部疾病控制。虽然手术治疗有上述相对明确的适应证，手术医生还是要从全局出发考虑治疗选择：虽然脊柱姑息手术能够提高 HRQOL[1]，但同时手术并发症会延长住院时间[2]并对患者生活质量产生负面影响。此外，手术并发症会推迟或妨碍原发肿瘤的辅助放疗和化疗。本章将讨论脊柱转移瘤手术的特殊并发症及其预防。

▥ 病例选择

脊柱转移瘤手术治疗的成功与否，取决于患者是否能在术后获得满意的恢复。术前对病变严重程度及手术风险的精确评估非常重要，有助于医生判断患者预后并决定是否进行手术治疗。多数情况下，这些患者的手术都是在紧急情况下进行的，因此需要全面且迅速地进行术前病情评估。即使在神经功能损害迅速恶化的紧急情况下，外科医生在术前也必须咨询内科及肿瘤科医生的意见。

脊柱转移瘤的手术干预以保护或恢复神经功能为目标，因此准备手术的患者必须具备一定的神经功能。较差的神经功能状况是手术禁忌证。但如果患者是由于病理性骨折所致的疼痛而无法活动，进而影响神经功能评估结果，或者患者在 24~48 h 以内发生神经功能恶化，这两种情况下的神经功能差并不是手术禁忌。

虽然几经修改，但最初的 Patchell 标准仍然简单有效。想要获得术后生活质量的有效提高，患者预期寿命至少是 3 个月，最好能达到 6 个月[1]。随着经皮及其他微创技术的出现，预期寿命的期限要求也许会缩短。肿瘤广泛转移也是手术禁忌。肿瘤学检查包括脊柱穿刺活检或其他可获得原发肿瘤病理诊断的侵入性操作。可用于确定肿瘤转移范围的检查包括胸部、腹部和盆腔计算机断层扫描（CT）、骨扫描，全脊柱磁共振成像（MRI）和脑MRI，以及正电子发射计算机断层显像（PET）。对于对放疗敏感的肿瘤，医生在考虑脊柱稳定性及引起神经症状的原因时应格外仔细。对有些患者来说，单纯非手术治疗的预后可能会优于手术治疗。但如果病理性爆裂骨折后存在骨碎片压迫所致的脊髓受压，即使肿瘤对放疗敏感，手术干预仍是必要的。

手术过程必须经过周密计划。在某些情况下，脊柱转移瘤的手术切除或重建在技术上是无法实现的。外科手术必须获得令人满意的减压并恢复脊柱生物力学稳定性的效果。如果这两个目标中任何一个无法实现，则患者不应行手术治疗。

除在肿瘤学及神经功能两方面都符合手术治疗的条件外，患者还需要具备耐受手术的能力。标准的不经瘤入路、全椎体切除及内固定的手术，一般而言估计术中可能会失血2 L，手术时间约6 h，患者在整个过程中需保持俯卧位。这些估值能帮助内科医生和麻醉科医生评估手术风险。如果没有很大的把握患者能够耐受手术，则手术治疗不应采纳；即使不手术患者就将面临瘫痪，也不能例外。

选择适合手术的患者，根据内科合并症情况预测可能发生的不良事件，是预防并发症最重要的一步。关于如何选择合适的手术患者，已经在第一章中详细讨论过了。

术前评估和准备

一旦决定为患者进行手术，即使在紧急情况下也应该在术前缜密进行手术设计，以尽量减少肿瘤相关的手术风险因素。多数情况下，患者的手术指征是由于存在脊柱不稳定造成脊髓压迫，可能或已经引起神经功能损害，或由于脊柱不稳定引起疼痛。需手术切除的肿瘤本身可能需要术前介入治疗以降低手术风险，这在下面的栓塞部分有所讨论。此外，全身疾病负担以及患者已接受的放疗或化疗的副作用都会对手术效果造成极大影响。本部分对术前需要认真处理的出凝血及化疗药物神经毒性相关的问题进行讨论。

出血

虽然脊柱转移瘤手术中很少出现突发的致命性出血，但多种因素会导致大量失血。因此，应采取措施纠正凝血异常，减少失血，并控制术中出血[3]。

凝血异常

肿瘤会破坏天然的止血过程，患有血液系统恶性肿瘤、累及肝脏的肿瘤或经有骨髓抑制作用的非手术治疗后的患者特别容易出现凝血异常。术前必须进行完整的凝血检查，并根据需要纠正相应凝血异常影响因素。此外，术前要考虑是否需要开放大静脉或中心静脉通路。液体和血液可以通过加热器加热以后再灌注，这样能够减少术中凝血障碍的出现。由于存在肿瘤从手术部位转移到其他部位的风险，术中不能使用自体血液回收装置。

术中应同时注意控制非肿瘤组织出血和肿瘤本身的出血。除了软组织和骨骼出血以外，有时硬膜外静脉也可能大量出血。合理的体位摆放能够尽可能地降低腹内压，同时也可使用多种止血装置减少术中出血。术后需持续监测血流动力学参数，因为体液重分布和引流导致也可能引起较大量的失血。

此外，恶性肿瘤患者的血液常处于高凝状态，容易出现弥漫性血管内凝血（DIC）、深静脉血栓形成（DVTs）以及肺栓塞（PEs）。由于手术时间一般较长且患者需保持俯卧位，术中常使用序贯充气加压装置（SCDs）。术后应考虑让患者尽早活动，继续使用 SCD 并加用抗凝剂，如肝素皮下注射。这些措施对由于神经功能恶化而最近丧失活动能力的患者来说尤其重要。应积极考虑行下肢多普勒超声检查以尽早发现 DVT 并通过放置血管内滤器和药物抗凝积极治疗。同样，如果怀疑患者出现 PE，也应尽快完善检查，一旦确诊应当积极治疗。

术前栓塞

肿瘤尤其是血管源性肿瘤很难通过单纯电凝止血，而且只有完全切除后肿瘤才停止渗血。一些肿瘤可行术前栓塞以减少术中出血，这不仅能减轻术中失血对患者造成的生理性应激[4]，同时也能提供更干净的手术视野，从而提高手术效率和安全性。具体来说，肾细胞癌、甲状腺滤泡状癌、神经内分泌肿瘤以及组织学分型未知但影像学检查提示富含血管的肿瘤术前应考虑栓塞治疗[3]。其他情况下，如果怀疑血管源性肿瘤但不能栓塞，应尝试整块切除来减少出血（在第 4 章中已讨论过）。此外，栓塞还能定位主要的脊髓节段滋养动脉如 Adamkiewicz 动脉的位置。同水平行神经根切断术或神经根结扎会造成脊髓前动脉局部缺血和脊髓梗死，应当尽量避免。

手术体位

对于脊柱转移瘤患者，保护外周神经系统和保护中枢神经系统一样重要。多数患者的手术指征为脊髓压迫或结构不稳导致神经损害。因此，摆放体位时应避免加重脊髓压迫。一般应记录患者术前神经系统查体结果，术前电生理监测基线；对于颈椎手术，应行清醒气管插管或光导纤维辅助气管插管。摆放体位时应小心操作，注意滚动翻身，如为 Jackson 手术台可采用三明治法以避免损伤脊髓。摆好体位后可行电生理监测及唤醒试验以评估神经功能，铺巾前可行影像学检查以评估术前脊柱顺列情况。如有任何检查提示神经功能下降，手术医生必须考虑是否恢复患者在未出现神经功能下降时的体位，唤醒患者并启动提前确定好的脊髓损伤处理预案，这在下文中进一步讨论（见"神经损伤"部分）。

对肿瘤患者的周围神经系统也应特别重视。许多患者术前已经接受过具有神经毒性药物的化疗。这些药物会增加患者出现与手术体位相关神经损伤的风险，如尺神经病变，因此需要特别注意合理使用桌垫和绑带预防周围神经损伤。最后，应注意保护患者身上用于输注化疗药物的输液口。

预防和减少术中并发症

脊柱手术的一般基本原则是保证肿瘤患者手术成功的关键。即使在急诊手术的情况下，手术医生也必须对局部的解剖结构有透彻的理解，保证显露充分并在处理组织时尽量轻柔。尤其重要的是必须了解病理状态下的解剖结构改变，术中必须确认重要的局部解剖结构后才能进行下一步操作。为了保证解剖关系的正确，手术应从解剖结构正常区域向有病理性改变的区域进行。由于肿瘤的生长形态难以预测，手术医生应有一套系统的方法，保证所有结构清楚显露并得到良好保护，这样在面对意想不到的并发症如突发出血时便能自信地处理。最后，应注意保证操作不跨过自然组织层面，合理止血并避免软组织失活，保证灌注良好。这些措施可减少手术引起的生理应激，也能促进因原发疾病和既往治疗而身体虚弱的患者的伤口尽快愈合。对于这些病情复杂、手术困难的患者，术前制订周全细致的方案将会提高这类手术的成功率。

神经损伤

脊柱转移瘤手术的主要目标之一是预防或逆转因脊髓压迫所致的神经损害。最可怕的手术并发症之一就是脊髓损伤。术前、术中、术后的多项措施可以降低神经功能恶化的风险。此外，术中和术后如能及时处理可疑的脊髓损伤，也可将潜在神经功能损害的风险降到最低，有时甚至能逆转、恢复受损神经的功能。

除非存在用药禁忌，新近出现神经功能缺陷的患者在接受术前评估与肿瘤相关检查的同时，应当使用大剂量糖皮质激素治疗以减轻脊髓水肿[5]。一般情况下，药物开始使用负荷剂量，随后使用维持量。目前标准用量是起始 10mg 地塞米松冲击加每 6 小时 4~6 mg 维持，但对此仍存在争议。术后，药物应逐渐减量至有效的肿瘤治疗剂量。

对于脊髓减压手术，术中一般监测体感诱发电位（SSEP）和运动诱发电位（MEP），对于存在神经根压迫的患者可使用非诱发肌电图（EMG）。摆放体位前应获得神经电生理信号基线，术中信号应不偏离该基线。如果摆好体位后出现信号异常，可考虑行唤醒试验。手术、麻醉、神经监测团队应当能熟练应对患者神经反应信号下降的情况[6]。手术团队需考虑是否由出现新的机械性压迫或原有压迫加重，如血肿、内固定位置不佳或矫形原因导致，并尽可能采取措施减少或去除这些因素的影响。麻醉团队要保证患者体温正常、血流动力学稳定，保证麻醉及其他药物输注无异常并应考虑升高平均动脉压至 90 mmHg。监测团队应检查设备及电极，确保并非因技术问题导致神经反应指标下降。若未使用糖皮质激素，可考虑加用一次。

为了增加脊髓血流灌注、减轻水肿，可以在术后人为维持高血压并继续使用糖皮质激素类药物。这一点对于新发神经功能缺陷的患者，或怀疑有脊髓血管灌注模式改变（如多神经根和根动脉损伤）的患者尤其重要。

周围器官损伤

硬膜外肿瘤手术可能会损伤毗邻结构。术中降低这些风险的措施包括：理解解剖结构在病理状态下的改变，采用特定措施保护邻近结构（如放置输尿管支架或术前行血管内栓塞）并尽量减少跨多腔隙的手术（如从胸膜外入路处理胸椎病变，而不采用经胸腔入路）。术前应计划好术中出现邻近器官医源性损伤时的应对策略。

脑脊液漏

脑脊液（CSF）外渗可能影响伤口愈合，还会造成硬膜内肿瘤种植（图9.1）。虽然术中会尽量避免，但如果肿瘤患者硬脊膜破裂，应和其他脊柱手术一样给予积极处理[7]。首选一期缝合硬脊膜；如果破裂处太大不能一期缝合，可以使用硬脊膜补片覆盖。同理，如行神经根切断术，应注意确切结扎或剪断神经根，

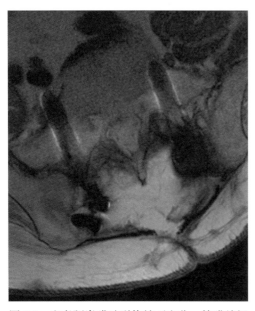

图9.1　患者硬脊膜破裂修补不充分、筋膜关闭不合理，在伤口初次裂开前就形成假性脊膜膨出。患者随后行3次翻修手术，其中一次行带血管的旋转皮瓣移植并住院达4个月。2年后他仍有可触及的假性脊膜膨出（但已稳定不增大）和低脑脊液压力性头痛

以防止CSF漏出。此外，可用肌肉与脱脂棉一起覆盖缝合处或使用硬脊膜密封剂。若无法修补硬脊膜破裂，应留置腰大池引流数天，以降低破损部位的流体静压，以利修复。此外，经过放疗的组织对CSF吸收能力受损，因此即使是少量CSF漏出也容易对伤口愈合造成影响[3]。

保证硬脊膜周围有足够的软组织覆盖是处理CSF漏最重要的原则。如果硬脊膜周围存在死腔，CSF漏就不容易愈合，这种情况在脊柱转移瘤术后并不少见。出现CSF漏时，应积极寻求整形外科同事的帮助，显露健康组织并缝合覆盖。

当手术区域与胸腔相通时，如经胸腔入路或肋横突关节切除术胸膜破裂时，CSF漏的处理会变得非常棘手。对于这类患者，医生需要格外仔细地关闭硬脊膜，尽可能地把破损部位与压力为负的胸腔和胸腔引流管分开。如果怀疑有CSF漏的患者出现精神状态下降，特别是如果瘘口附近有负压吸引装置的话，应急行CT检查以排除远端出血。不管是CSF漏还是远端出血，都应立即停止负压吸引，寻找并修补CSF漏部位，处理可能危及生命的出血，以防发生致命性脑疝。对于多科室合作手术治疗术后出现CSF漏的患者，要特别注意其他手术科室放置的重力自然引流和胸腔引流管。如果是由其他科室关闭手术伤口，则应与其他科室明确沟通，胸腔引流管需要水封，伤口自然引流。

虽然筋膜下的稳定的假性硬脊膜膨出是可以接受的，但经皮CSF瘘管一旦出现，则应立即予以处理以促进伤口愈

合并预防感染和脑膜炎。与其他伤口问题一样，CSF 漏，尤其是经皮瘘管，将延误辅助治疗。在伤口完全愈合之前患者不能进行局部放疗或全身化疗。对于 CSF 漏应积极治疗，包括早期二次手术、一期细致修补以及充分的软组织覆盖。对于出现经皮 CSF 漏的患者，在筋膜下放置伤口引流是最后的手段，这样做能给 CSF 提供一个远端出口，从而促进伤口愈合，但应避免使用负压吸引，以防渗漏扩大、过度引流以及其他不良事件，如硬膜下血肿或颅腔积气发生的风险。其他脑脊液转流策略包括腰大池引流、腰大池或脑室腹腔分流。对于伤口愈合困难的患者，可以请整形外科进行一期缝合。

血管损伤

肿瘤病变会导致解剖结构异常，使术中血管损伤风险增加。术前辅助手段如血管造影、临时球囊阻断和血管永久性栓塞能降低这一风险，尤其是在颈椎肿瘤包绕椎动脉的情况下。可能出现大量失血之前术者需及时提醒麻醉团队，有时还需立即寻求血管外科或介入科医生的帮助。

食管 / 肠道损伤

位置靠近脊柱、肿瘤生长引起的局部解剖关系异常，以及放疗后的瘢痕，都是导致术中胃肠道损伤的风险因素。损伤一旦出现，应立即请普外科或耳鼻喉科医生对该部位并进行一期修补或转流。此外，应注意调整抗生素和营养支持治疗方案。胃肠道内容物溢出大大增加了感染风险，对于有内固定物置入的手术更加如此。

乳糜漏

经胸腔的手术可能会引起乳糜漏，该并发症发生隐匿。出现乳糜漏时术中可能会在胸腔内发现乳白色液体，但有时直到术后才会发现。在这种情况下，治疗需要在胸外科的协助下进行，有证据表明调整饮食是最有效的治疗方案。

▓ 术后并发症

不稳和假关节形成

通过恢复或重建脊柱的稳定性，可以帮助患者控制疼痛并早期恢复活动。某些肿瘤患者仅单纯需要稳定性手术以减轻病理性骨折引起的疼痛。但对其他患者，需行 360°（圆周）椎管减压，这意味着需切除维持脊柱稳定的大部分结构，因此也就需要广泛重建。上颈椎以下的减压手术通常涉及椎体及椎管前部的肿瘤切除，因此需行稳定性重建；枕颈交界部位的肿瘤通过单纯后路减压和融合即可处理。第 6 章深入讨论了固定 / 融合术，第 8 章讨论了椎体成形术 / 后凸成形术的适应证和技术问题。

尽管在肿瘤患者的内固定选择和脊柱重建方案设计时应参考专门的指南，一般情况下医生使用的都是为退行性病变、畸形和创伤手术设计的器械及内固定材料。对所有肿瘤患者而言，细胞毒性辅助治疗的使用、肿瘤及肿瘤治疗相关的高代谢消耗状态，以及糖皮质激素药物的普遍使用都会对术后骨性融合造成困难。因此，手术医生应将肿瘤切除后的重建手术想象成一种恢复稳定性的手术，这与真正的脊柱关节融合术的目的是不同的。考虑到术后肿瘤定期监测及放疗计划的制订都依赖 MRI，术中应当谨慎使用横联并多采用单侧螺钉交替固定，以尽量减少金属伪影的影响。虽然可扩张型钛网更简易安全，但会在图像中形成大量伪影，因此应优先考虑选用聚醚醚酮树脂（PEEK）、聚甲基丙烯酸甲酯（PMMA）、同种异体或自体骨移植的方式进行重建。新型的钴钼合金棒和尾帽会增加图像伪影，应尽量避免使用。

患者骨质情况可能影响整个手术方案的制订，因此术前必须制订应对意外情况的备用预案。受骨质疏松或之前放疗的影响，有的患者骨质下降难以置入内固定。此时应增加固定节段数量以分担负载，或者通过添加 PMMA 强化椎体，选用直径更大的螺钉以增加抗拔出力。总的来说，对骨质不佳的患者，内固定的选择上应该宁多勿少，宁长勿短。

内固定相关的晚期并发症的处理非常棘手（图 9.2）。术后出现内固定松动或病理性骨折值得警惕。再次手术时常会发现瓷白色的骨质和灰色的周围组织。增大内固定的尺寸以获得机械固定是很重要的方法，同时手术医生也可考虑延长内固定到骨与软组织活性更强的区域，如放疗范围以外的区域。当然最好的方案是无须进一步翻修手术；一般而言只有有症状的患者才需进行翻修，行翻修手术以后伤口和骨的愈合都将会是很大的问题。

感染和伤口

手术区域感染或伤口开裂是非常严重的手术并发症。患者不仅需要承受额外的有创操作造成的痛苦，而且在伤口完全愈合前不能进行局部放疗或全身化疗，将直接影响患者的生存期。在因脊柱转移瘤而接受手术治疗的患者中，1/3 可出现伤口并发症[8]。基础疾病、营养不良、近期放疗引起的组织损伤、化疗药物引起的免疫抑制，以及应用糖皮质激素治疗脊柱转移瘤造成脊髓压迫时引起的免疫抑制等，都是恶性肿瘤患者发生伤口感染的危险因素[9, 10]。理想的治疗顺序是先行肿瘤学治疗一段时间后择期再进行手术治疗，但实际上很多患者因出现神经损害而需紧急行手术治疗。尽管会增加感染风险，糖皮质激素作为一种神经保护剂仍应大剂量用于有症状的重度脊髓压迫患者。虽然许多引起伤口感染的危险因素都是无法改变的，但也有例外，如可以使用非格司亭（优保津）恢复中性粒细胞减少症患者的中性粒细胞绝对计数[3]。此外，许多患者因原发疾病而导致营养不良，影响伤口愈合，可以请营养科会诊，有针对性地进行改善。

围术期抗生素使用应在切皮前开始，并在术后持续。常规用头孢唑啉和 / 或万古霉素来覆盖皮肤菌群；若术中需经腹腔进行操作，则还需加用氨苄西林 / 庆大霉素；若需采用经口咽部入路，则需加用环丙沙星 / 甲硝唑。手术过程中，抗生素的使用应随手术时间延长合理加量，并持续到术后 24 h 或直到拔除引流管为止。虽然并不是广泛接受的标准操作，但在伤口局部使用万古霉素粉末可以作为预防感染的额外手段。

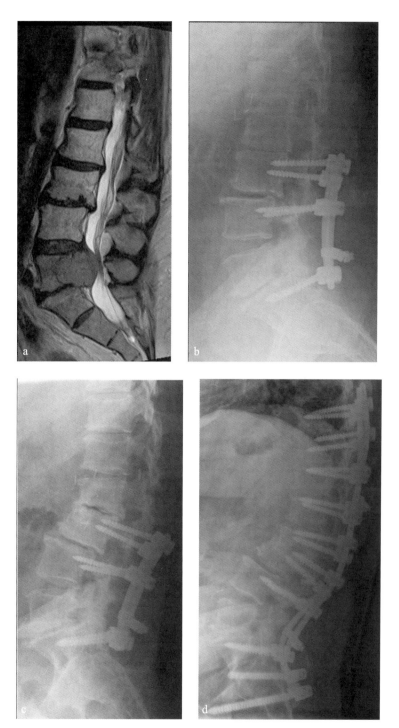

图 9.2　肾细胞癌 L5 转移患者（a），通过后路行肿瘤切除和稳定性重建（b）并行术后放疗。虽然存在内植物松动、骨性融合不良，直到术后 3 年患者因邻近节段压缩性骨折后才出现疼痛（c）。活检结果阴性，患者行 T10 到骨盆的内固定治疗（d），术后 2 年未放疗区域出现骨性融合

在关闭伤口前，应用盐水充分冲洗。伤口应逐层紧密缝合，在非翻修手术中应预防性地加强软组织缝合[8]。因肿瘤患者伤口愈合较慢，应选用吸收时间较长的缝线甚至永久缝合线进行缝合。一般会留置筋膜下引流，以减少死腔、预防液体积聚形成感染灶并减少经伤口渗出。术后需持续覆盖伤口 24 h 直到上皮细胞生长封闭伤口。对于接受过放疗的患者，拆线时间应适当延长。

通常需调整辅助治疗的时间以保证伤口充分愈合。适形治疗如调强适形放疗（IMRT）大大降低了外照射放疗引起伤口裂开的风险；但目前还没有关于放疗—手术 / 手术—放疗最优时机选择的指南[11]。通常情况下，患者术后需恢复 3 周，才能进行化疗或局部放疗。

医生会指导患者及家属如何严密观察伤口感染及裂开征象，一旦发现，则要求患者应尽快返院检查。需要注意的是，处于免疫抑制状态的患者不会表现强烈的免疫反应。因此，有的患者虽然没有出现脓液或实验室检查指标异常，也不应排除迟发感染或重症感染的可能。医生需获取患者基线水平的实验室感染指标、培养结果以及影像学检查结果。治疗方面可考虑进行早期冲洗、伤口翻修以及静脉应用抗生素，并根据易感性进行调整。为了尽快开始辅助治疗，建议一期缝合伤口或在第一次伤口冲洗时使用皮瓣修补，而不应选择保持伤口敞开并反复多次冲洗[12]。

即使没有手术伤口感染，伤口裂开和愈合不良在恶性肿瘤转移患者中也很常见。对于手术区域接受过放疗的患者，手术医生在关闭伤口前需要认真去除已失活组织。如果在首次术中发现局部组织已失去活力，或因组织失活导致术后出现伤口裂开，可能需采用血管蒂皮瓣移植的方法关闭伤口。旋转皮瓣或游离皮瓣的移植应请整形外科会诊。伤口裂开时要同时做表面和深部组织细菌培养，因为即使没有明显症状，患者可能已经存在感染。

■ 随访

手术后需多学科合作以保证随访和辅助治疗的效果。术后 2~3 周患者需返院复查伤口或者让医生检查伤口照片，保证伤口完全表皮化且没有裂开迹象后才可开始进一步的局部或全身治疗。医生应对有内固定的患者定期随访，以确保没有新发的病理性骨折或内固定失败。

在肿瘤治疗方面，应联合肿瘤内科和放疗科医生共同对患者进行随访并提供治疗。随访间隔一般为 3~6 个月不等，取决于肿瘤的组织学特点和具体治疗方案。一旦出现疼痛复发或神经功能减退，需立即复查影像学。在一组手术治疗的多种病理分型来源的脊柱转移瘤患者中，高达 60% 的患者在术后 6 个月内复发，70% 的患者在术后 1 年内复发[13]。虽然通常情况下 MRI 已经能提供足够信息，但对于置入内固定的患者，由于存在伪影干扰成像，可能仍需进行 CT 脊髓造影以明确诊断脊髓压迫情况。如发现压迫脊髓的肿瘤可手术切除控制，则应依据患者总体健康状况、功能状态及疾病负担，重新评估是否需要进一步手术治疗以延长生存期[14]。

■ 本章小结

　　脊柱转移瘤的手术治疗对提高患者的生存质量很重要。但是，手术并发症的发生可能会对患者生存期造成严重影响，因为手术并发症会延误对于延长生存期有重要意义的后续辅助治疗的开始。理想的治疗效果离不开医生采用一套系统、严谨的方法和对细节一丝不苟的态度。选择合适的手术患者是预后良好的重要条件；只有当患者能在术后一定时间内恢复或维持一定的生活质量时，手术治疗才有价值。术前患者应当经过内科治疗控制风险并且纠正凝血障碍。手术医生需要制订周全的治疗方案来预防手术并发症，包括术前栓塞、合理的体位摆放以及术中使用电生理监测装置等。医生还应当关注伤口情况，尽量保证伤口良好愈合，因为伤口问题是最常见也是最难处理的并发症，常延误下一步的辅助治疗。促进伤口愈合的方法包括确切修补脑脊液漏及腰大池引流、大量伤口冲洗和分层关闭伤口以消灭死腔。围术期患者需要多学科团队的密切随访。

要点

- 原发肿瘤所决定的预期寿命、内科合并症情况和患者功能状态，是影响预后判断及决定是否适宜手术的重要因素（见第 1 章）
- 术前改善患者的一般状况，包括纠正凝血障碍
- 认清局部解剖，术中操作从正常组织过渡到病变组织，以防出现错误
- 术前对疑有丰富血管的肿瘤进行栓塞
- 术中注意保护神经结构，如出现神经电生理信号下降应迅速做出调整并应提前有应对预案
- 围术期需应用抗生素，伤口缝合尽量不留瑕疵
- 怀疑伤口感染或裂开，应早期、积极干预
- 伤口完全愈合后才能行局部放疗和全身化疗
- 患者随访和制订辅助治疗方案需要多学科合作

难点

- 对病理状态下解剖结构变化认识不足，可能会导致严重的并发症
- 忽视严密缝合伤口的重要性，留下死腔将会增加伤口并发症的发生
- 即便是少量脑脊液漏，若不经合理治疗也会引起伤口裂开
- 避免内固定稳定性不足；当存在骨质不佳、无法实现真正融合时，保证有充足的结构以实现脊柱稳定性

■ 参考文献

5 篇"必读"文献

1. Patchell RA, Tibbs PA, Regine WF, et al. Direct decompressive surgical resection in the treatment of spinal cord compression caused by metastatic cancer: a ralldomised trial. Lancet 2005;366:643-648
2. Clarke MJ, Vrionis FD. Spinal tumor surgery management and the avoidance of complications. Cancer Control: Journal of the Moffitt Cancer Center 2014; 21(2):114-123

3. Bilsky MH, Fraser JF. Complication avoidance in vertebral column spine tumors. Neurosurg Clin N Am 2006;17:317-329, vii

4. Guzman R, Dubach-Schwizer S, Heini P, et al. Preoperative transarterial embolization of vertebral metastases. Eur Spine J 2005; 14:263-268

5. Loblaw DA, Mitera G, Ford M, Laperriere NJ. A 2011 updated systematic review and clinical practice guideline for the management of malignant extradural spinal cord compression. Int J Radiat Oncol Biol Phys 2012;84:312-317

6. Quiñones-Hinojosa A, Lyon R, Ames CP, Parsa AT. Neuromonitoring during surgery for metastatic tumors to the spine: intraoperative interpretation and management strategies. Neurosurg Clin N Am 2004; 15:537-547

7. Guerin P, El Fegoun AB, Obeid I, et al. Incidental durotomy during spine surgery: incidence, management and complications. A retrospective review. Injury 2012;43:397-401

8. Chang DW, Friel MT, Youssef AA. Reconstructive strategies in soft tissue reconstruction after resection of spinal neoplasms. Spine 2007;32:1101-1106

9. Demura S, Kawahara N, Murakami H, et al. Surgical site infection in spinal metastasis: risk factors and countermeasures. Spine 2009;34:635-639

10. Wise JJ, Fischgrund JS, Herkowitz HN, Montgomery D, Kurz LT. Complication, survival rates, and risk factors of surgery for metastatic disease of the spine. Spine 1999;24:1943-1951

11. Itshayek E, Yamada J, Bilsky M, et al. Timing of surgery and radiotherapy in the management of metastatic spine disease: a systematic review. Int J oncol 2010;36:533-544

12. Vitaz TW, Oishi M, Welch WC, Gerszten PC, Disa JJ, Bilsky MH. Rotational and transpositional flaps for the treatment of spinal wound dehiscence and infections in patient populations with degenerative and oncological disease. J Neurosurg 2004;100(1, Suppl Spine):46-51

13. Klekamp J, Samii H. Surgical results for spinal metastases. Acta Neurochir (Wien) 1998;140:957-967

14. Laufer I, Hanover A, Lis E, Yamada Y, Bilsky M. Repeat decompression surgery for recurrent spinal metastases. J Neurosurg Spine 2010;13:109-115

索引